Cem Ekmekcioglu
50 einfache Dinge, die Sie über Ernährung wissen sollten

SERIE
PIPER

Zu diesem Buch

Es gibt viele Bücher über Ernährungsirrtümer und Halbwahrheiten, über Diäten und Wellness, über Schlankheitswahn und Fastfood. Aber welches Buch fasst einfach, übersichtlich und komplett alles zusammen, was man über Ernährung wissen sollte? Cem Ekmekcioglu, Physiologe und Ernährungsmediziner, macht genau das: Er erklärt in 50 Kapiteln alle relevanten Bereiche der Ernährung und zeigt, worauf man wirklich achten sollte. Was bewirkt Kaffee tatsächlich? Machen üppige Abendmahlzeiten wirklich dicker? Wie fettreich darf man essen? Gibt es so genanntes Brainfood wirklich? In diesem Buch erfahren Sie alles über Nährstoffe, Getränke, Nahrungsergänzungsmittel, Leistungsfähigkeit, Übergewicht und was Sie für eine ausgewogene, gesunde Ernährung wissen müssen. Und wenn Sie dann noch erfahren möchten, wie Sie Ihre Kinder dazu bringen können, ungeliebtes Gemüse zu essen – hier können Sie es nachlesen.

Cem Ekmekcioglu, geboren 1965 in Wiesbaden, 1984 bis 1991 Medizinstudium in Wien, Approbation in Deutschland. Facharzt für Physiologie und Ernährungsmedizin, seit 1994 am Institut für Physiologie an der Medizinischen Universität in Wien tätig. 2001 habilitiert für das Fach Physiologie. Forschungsschwerpunkte sind Ernährung, Chronobiologie und die Physiologie des Magen-Darm-Traktes. Er veröffentlichte zahlreiche Beiträge in nationalen und internationalen Zeitschriften und Büchern und hält viele Vorträge zum Thema Ernährung.

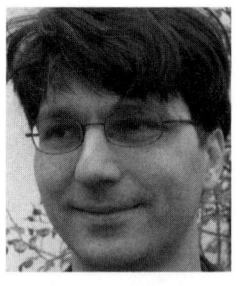

Cem Ekmekcioglu

50 einfache Dinge, die Sie über Ernährung wissen sollten

Piper München Zürich

Der Autor bedankt sich sehr herzlich bei Herrn em. Univ. Prof. Dr. Dr. h.c. mult. Josef Leibetseder für die kritische und konstruktive Durchsicht des Manuskripts und bei Frau Dr. Andrea Ekmekcioglu für die guten Anregungen und Vorschläge.

Ich widme dieses Buch Stella, Ina und Deniz

Ungekürzte Taschenbuchausgabe
Piper Verlag GmbH, München
Februar 2008
© 2006 Westend Verlag, Frankfurt / Main
Umschlaggestaltung: Cornelia Niere, München
Umschlagfoto: Jerzyworks / Masterfile
Satz: Publikations Atelier, Dreieich
Druck und Bindung: Clausen & Bosse, Leck
Printed in Germany   ISBN 978-3-492-26239-2

www.piper.de

Inhalt

Aktuelle Trends und Kontroversen 73

Ernährung und Leistungsfähigkeit 104

Über den Zusammenhang von Hunger,
Sättigung und Übergewicht 129

Vorwort

„Wir leben nicht, um zu essen; wir essen, um zu leben." Dieser Ausspruch von Sokrates (470/469–399 v. Chr.) ist immer noch gültig. Nahrung ist neben Wasser und Sauerstoff die Grundlage für unsere Existenz, was im Zeitalter des Überflusses leicht vergessen wird. Heutzutage hat die Ernährung eine zusätzliche Bedeutung als Lifestyle-Faktor bekommen, und viele Menschen in den Wohlstandsländern richten sich daher eher nach dem Motto: „Leben, um zu essen".

Dieser Trend manifestiert sich in einer unüberschaubaren Anzahl von Kochbüchern, die derzeit die Regale der Buchhandlungen füllen. Als Konsumenten werden wir überhäuft und verunsichert von zahlreichen Ratgebern, die oft auch noch widersprüchliche Tipps enthalten. So kann es passieren, dass das eine Buch rät, was das andere strikt ablehnt oder wovor es sogar explizit warnt. Auch Grundlagenliteratur von anerkannten Ernährungsforschern verwirrt mehr, als dass sie Klarheit schafft. Und dann sind da auch noch die Bücher der Pseudoexperten, die geschickt ihre angeblich wissenschaftlich gesicherten Erkenntnisse über Ernährung gut verpackt an die Leute bringen.

Daneben gibt es zudem viele Autoren, die in ihren Büchern ein Thema bis in die belanglosesten Details auswalzen. Sie schmücken in ihren „Standardwerken" die eher kargen Informationen über die Ernährung mit zahlreichen Tipps zum Wohlfühlen und Glücklichsein aus, Tipps, die teilweise nur mit viel Phantasie der Ernährung zugeordnet werden können. Hier sind an erster Stelle die zahlreichen Bücher zum Thema Abnehmen zu erwähnen. In vielen dieser Publikationen beschränkt sich die Kernaussage auf ein paar Seiten, um die herum dann alle möglichen Zusatzinformationen gruppiert werden, die eher einen bestimmten „Lifestyle" propagieren als über gesunde Ernährung informieren.

Und Bücher, die dem Leser besonders viel versprechen, verkaufen sich entsprechend gut. Aussagen wie „Schlank im Schlaf" oder „Ewige Jugend durch Vitamine" appellieren an die Wünsche und Sehnsüchte vieler Zeitgenossen und finden daher immer eine große

Leserschaft. Da werden potentielle Käufer mit Verheißungen gelockt wie zum Beispiel „Nehmen Sie 5 Kilo in 10 Tagen ab", eine – unter normalen Lebensumständen – wissenschaftlich schwer haltbare Behauptung. Die Begründung dafür erfahren Sie übrigens in diesem Buch.

Darüber hinaus wird der Konsument noch von feschen Fitnesspäpsten überlistet, die die zusätzliche Gabe von Vitaminen und anderen Nahrungsergänzungsmitteln propagieren, die dann quasi „Wunder" bewirken sollen. Dabei ist die Beweislage hier sehr dünn, und außerdem besteht noch dazu die Gefahr von Nebenwirkungen.

In Mode gekommen ist derzeit auch die provokante „Lügenliteratur". In diesen Büchern werden vermeintliche Unwahrheiten und Irrtümer in Detektivmanier aufgedeckt. Wenn also die Verwirrung, die die ganzen Ernährungsratgeber angestiftet haben, groß genug geworden ist, dann gibt es Bedarf, sich einmal wieder grundsätzlich zu informieren und dabei erst mal mit den so genannten populären Irrtümern aufzuräumen. Solche Bücher gehen besonders gut dann über den Ladentisch, wenn sie die Empfehlungen von anerkannten Ernährungsgesellschaften über gesunde Ernährung als mehr oder minder überholt bzw. unbewiesen darstellen. Das wirkt auf viele Menschen wie ein Freibrief, in punkto Ernährung alles beim Alten zu lassen.

Als letztes sollen dann auch noch die Bücher erwähnt werden, die in die Rubrik der „Angstmachliteratur" gehören. In diesen wird eine schlechte Ernährung als Ursache für alle möglichen Krankheiten gesehen, und auch sie finden eine große Abnehmerschaft und werden gern gelesen. Ein markantes Beispiel hierfür sind die zahlreichen Bücher, die sich mit der Übersäuerung des menschlichen Körpers und den vermeintlichen Folgen befassen.

Angesichts der großen Verwirrung und den vielen widersprüchlichen Aussagen zum Thema Ernährung will ich den Leserinnen und Lesern mit diesem Buch gesichertes Basiswissen zu wichtigen Aspekten der Ernährung zur Verfügung stellen. In den ersten Kapiteln geht es hauptsächlich um die Vorteile einer gesunden Ernährung und darum, dass eine gesunde Ernährung eigentlich nicht schwierig und besonders aufwändig ist. Durch geringfügige, bewusste Veränderungen in der Auswahl der Lebensmittel und im Essverhalten kann jeder

Mensch das Beste für seine Gesundheit und Leistungsfähigkeit herausholen.

In den anschließenden Kapiteln gehe ich auf aktuelle Trends der Ernährung ein. Da werden beispielsweise probiotische Joghurts genauer unter die Lupe genommen, oder der Nutzen von Folsäure wird näher betrachtet, einem Vitamin, das derzeit einigen Lebensmitteln beigesetzt wird. Fehlen dürfen natürlich nicht kontrovers diskutierte Themen wie Übersäuerung des Körpers und die lebensverlängernde Wirkung gewisser Ernährungsformen. Angesichts der unsicheren Beweislage auf diesen Gebieten setzen sich die Ernährungsforscher noch darüber auseinander, welche Schlüsse aus den bisherigen Erkenntnissen zu ziehen sind.

Ein weiterer wichtiger Bereich der Ernährung sind die Nahrungsergänzungsmittel, die über den Atlantik auch vor einigen Jahren Europa erreicht haben. Nahrungsergänzungsmittel (Supplemente), die vor allem Vitamine und Mineralstoffe enthalten, sind Teil unseres Lebens geworden. Wahrscheinlich hat schon fast jeder von uns mindestens einmal solche Pillen und Pulver zu sich genommen. Geschicktes Marketing und vital aussehende Gesundheitsgurus, die sich im wahrsten Sinne des Wortes sehr gut verkaufen können, bringen die Vitamine & Co in Pillenform in großen Mengen und zu hohen Preisen unter das Volk. Nahrungsergänzungsmittel stellen einen Riesenmarkt dar. Ob sie jedoch wirklich einen Nutzen bringen und wofür, auch das werde ich in diesem Buch näher beleuchten.

Ein anderer Schwerpunkt des Buches ist dem Thema Ernährung und Leistungsfähigkeit gewidmet. Dabei wird die Bedeutung und richtige Zusammensetzung des Frühstücks, die vernünftige Verwendung von Getränken im Sport, die Wirkung von Magnesium und Kaffee bzw. Koffein behandelt. Ergänzt wird dieser Bereich durch Informationen über die weniger bekannten Wirkungen des Kaugummikauens und des Pfefferminzgeruchs.

Weitere Kapitel beschäftigen sich mit dem Problem des Übergewichts. Übergewicht hat in der westlichen Welt bereits kritische Ausmaße erreicht, und besonders besorgniserregend ist vor allem, dass immer mehr Jugendliche davon betroffen sind. Obwohl viele Forscher und Institutionen den Krieg gegen die „Fettepidemie" ausgerufen haben, scheint dieser Kampf derzeit aussichtslos zu sein. Neben individuellen Faktoren – wie Bewegungsarmut und Bequemlichkeit – spielen hier vor allem die Lebensmittelindustrie und das Fast-Food-Imperium eine wichtige Rolle, die mit ihren Produkten weiterhin riesige Umsätze machen wollen.

Schließlich werden auch Ergebnisse aus eher kuriosen wissenschaftlichen Studien vorgestellt, die auch Insidern kaum bekannt sind. Hier erfahren Sie zum Beispiel, wie Mann/Frau essen sollte, um attraktiv zu wirken, und warum Horrorfilme beim Abnehmen helfen. Daneben werden aber auch neue Ansätze und innovative Vorschläge für eine gesunde Ernährung offeriert.

Meine Absicht beim Schreiben dieses Buch war es, Ihnen – den Leserinnen und Lesern – auf unterhaltsame und leicht verständliche Weise das Wichtigste zum Thema Ernährung näher zu bringen und Ihnen zu ermöglichen, aus dem Gelesenen Schlüsse für Ihre eigene Ernährung bzw. die Ihrer Familie zu ziehen. Es würde mich freuen, wenn mir das gelungen ist.

Wien, im März 2006

Gesichertes Wissen über Ernährung

Woher weiß man eigentlich, dass Produkte aus Vollkornmehl gesünder sind als jene aus Weißmehl? Wieso wird empfohlen, täglich Gemüse und Obst zu verzehren? Warum ist zu viel Fett schlecht? All diese Fragen wurden in wissenschaftlichen Studien überprüft, und die Erkenntnisse, die in diesem und vielen anderen Büchern präsentiert werden, basieren ebenfalls auf wissenschaftlichen Untersuchungen.

Die ersten systematischen Studien auf dem Gebiet der Ernährung datieren ins 18. Jahrhundert zurück. Pionierarbeit leistete der britische Schiffsarzt James Lind (1716–1794), der 1746 bei Seemännern die erste wissenschaftliche Untersuchung durchführte. Er teilte zwölf Seemänner, die an Skorbut erkrankt waren – einer Erkrankung, von der wir heute wissen, dass sie durch einen Mangel an Vitamin C verursacht wird –, in sechs Zweiergruppen auf. Die einen behandelte er mit Zitronen und Orangen, also guten Vitamin-C-Quellen, und die anderen Gruppen erhielten neben der normalen Kost typische Therapien, wie sie zur damaligen Zeit empfohlen wurden, zum Beispiel verdünnte Schwefelsäure oder Essig. Bekanntermaßen wurde durch das Vitamin-C-reiche Obst die Erkrankung innerhalb kürzester Zeit kuriert, wohingegen sich bei den anderen Gruppen keine Heilung einstellte. Der Versuchsaufbau, neudeutsch: das Studiendesign, von James Lind hat in seinen grundlegenden Zügen bis in die heutige Zeit seine Gültigkeit behalten.

Allerdings sind im Laufe der Zeit Methoden und Messinstrumente verfeinert und weiterentwickelt worden, besonders nachdem die ersten tierexperimentellen Studien durchgeführt worden waren. So konnte der französische Physiologe François Magendie (1783–1855) zeigen, dass ein Fehlen von Nährstoffen in der Kost von Hunden zu krankhaften Störungen führt. In weiterer Folge machte die Wissenschaft auf dem Gebiet der Ernährung und Chemie rasante Fortschritte. In einem für damalige Verhältnisse relativ kurzen Zeitraum wurden Proteine, Vitamine und andere Nährstoffe sowie zahlreiche Krankheiten, die durch einen Mangel an lebenswichtigen Nährstoffen hervorgerufen werden, entdeckt.

Auch heute bedienen Forscher sich verschiedener Methoden, um Hypothesen auf ihren Wahrheitsgehalt zu testen. Erst wenn diese zuverlässig bestätigt wurden, gelten sie als anerkanntes Wissen. Unterscheiden kann man vor allem experimentelle Studien an kultivierten Zellen und Tieren sowie Untersuchungen am Menschen. Letztere wiederum können eingeteilt werden in reine Beobachtungsstudien und Interventionsstudien.

Reine Beobachtungsstudien beschränken sich auf das Beobachten von biologischen Vorgängen und Veränderungen und die anschließende Dokumentation und Auswertung der Daten. Diese Form der Forschung ist als Epidemiologie bekannt, die Wissenschaft von der Entstehung, Verbreitung und Bekämpfung von Epidemien, zeittypischen Massenerkrankungen und Zivilisationsschäden. Frühe Arbeiten konzentrierten sich beispielsweise auf den Zusammenhang zwischen Seuchen und mangelnder Hygiene.

Typische epidemiologische Studien auf dem Gebiet der Ernährung untersuchen zum Beispiel den Zusammenhang zwischen dem Auftreten von Krebs- oder Herz-Kreislauf-Erkrankungen und der Ernährungsweise bzw. der Aufnahme von bestimmten Nährstoffen in einer größeren Bevölkerungsgruppe. Zu diesem Zweck werden die Versuchspersonen in regelmäßigen Abständen zu Krankheiten, Ernährungsgewohnheiten und unter Umständen auch anderen Faktoren – wie etwa Ausmaß der Bewegung – befragt. Nach der Datenerhebung erfolgt dann die Auswertung mit verschiedenen statistischen Methoden. Die Ergebnisse aus diesen Studien fließen dann häufig in Empfehlungen für eine gesunde Ernährung ein.

Der Nachteil von Beobachtungsstudien ist, dass sie nicht notwendigerweise Ursache und Wirkung aufzeigen. Wenn zum Beispiel in einer Studie beobachtet wird, dass Vegetarier im Vergleich zu Menschen, die sich von Mischkost ernähren, ein geringeres Risiko für Herzinfarkt aufweisen, ist es trotz ausgereifter statistischer Methoden unter Umständen schwierig, festzustellen, ob dieser Unterschied nur auf die Ernährungsweise oder auch auf andere Faktoren der Umwelt und des Lebensstils zurückzuführen ist.

In *Interventionsstudien* (von intervenieren = vermittelnd eingreifen) werden verschiedene medizinische Maßnahmen, Medikamente oder auch Nährstoffe auf ihre Wirksamkeit überprüft. Ein Beispiel hierfür wäre, die Wirkung eines Vitaminpräparates auf das Auftreten von grippalen Infekten zu untersuchen. Solche Studien sollten nach anerkannten Richtlinien sorgfältig geplant und durchgeführt werden. „Goldstandard", also optimal, ist die „randomisierte, (placebo-)kontrollierte (Doppelblind)studie". Was wird darunter verstanden?

Die Versuchspersonen werden üblicherweise in zwei (seltener auch mehrere) gleich große Gruppen eingeteilt: die Studiengruppe und die Kontrollgruppe. Daher kommt der Begriff „kontrollierte" Studie. Die Teilnehmer der Studiengruppe werden mit der neuen Therapieform, also dem Vitaminpräparat, behandelt. Dagegen erhalten die Mitglieder der Kontrollgruppe üblicherweise ein gleich aussehendes Scheinpräparat, im Fachjargon „Placebo" genannt, oder auch gar keine Therapie. Die Resultate aus der Kontrollgruppe bilden den Maßstab, an dem sich die neue Therapie messen lassen muss.

Die Aufteilung der Versuchspersonen in Kontroll- und Studiengruppe erfolgt zufällig, etwa durch ein computerunterstütztes Losverfahren, in der Fachsprache bezeichnet man dies als „randomisiert" (engl. random: Zufall). Dadurch wird verhindert, dass die Untersucher bestimmte Testpersonen bewusst einer der beiden Gruppen zuordnen. Außerdem wird durch die Randomisierung die bestmögliche gleiche Zusammensetzung der Gruppen erzielt.

Bei einer „doppelblind" durchgeführten Studie, in der ein Placebopräparat verwendet wird, wissen weder die Versuchspersonen noch der Studienleiter, welche Person zu welcher Behandlungsgruppe, also Kontroll- oder Studiengruppe, tatsächlich gehört. Dadurch soll verhindert werden, dass beide Parteien unbewusst auf das Wissen um die Behandlungsform reagieren. Weiß die Testperson zum Beispiel, dass sie das Vitaminpräparat bekommt, wird sie allein deshalb möglicherweise zufriedener sein und sich besser fühlen, als wenn sie nur ein Scheinpräparat bekäme. Das könnte wiederum dazu führen, dass verschiedene Funktionen des Körpers, beispielsweise das Immunsystem, positiv beeinflusst werden.

Studien, in denen nur die Testperson nicht weiß, zu welcher Behandlungsgruppe sie gehört, bezeichnet man als „einfachblind".

Erwähnt werden sollte noch, dass im Bereich der Ernährung und des Essverhaltens viele Studien nur randomisiert-kontrolliert, jedoch nicht „geblindet" durchgeführt werden können. Als Beispiel sei hier die Erforschung der Wirkung von zwei unterschiedlichen Frühstücksspeisen auf die geistige Leistungsfähigkeit angeführt. Es versteht sich von selbst, dass bei einer solchen Studie die Testpersonen natürlich den Unterschied zwischen den beiden Speisen sehen bzw. schmecken und von daher eine „Verblindung" nicht möglich ist.

Warum gibt es immer wieder unterschiedliche Meinungen?

„Die Wahrheit ist, dass es keine Wahrheit gibt." Dieser Ausspruch des amerikanischen Literaturnobelpreisträgers Isaac Bashevis Singer (1904–1991), der übrigens selbst Vegetarier war, kann teilweise auch auf die Ernährungswissenschaft der heutigen Zeit übertragen werden. Auf zahlreiche Studien, in denen positive Ergebnisse bzw. Wirkungen von bestimmten Lebensmitteln oder Nährstoffen veröffentlicht werden, kommen andere, bei denen entweder nichts gefunden oder sogar Gegenteiliges behauptet wird. Die Begriffe „widersprüchlich", „zweifelhaft", „noch unbewiesen" und „noch unzureichend untersucht" sind in wissenschaftlichen Publikationen heutzutage recht häufig anzutreffen.

Ursächlich dafür ist unter anderem das rasant anwachsende Wissen und seine Verbreitung rund um den Globus in kürzester Zeit. Dagegen sind in der Vergangenheit alle neuen wissenschaftlichen Erkenntnisse in Fachkreisen mehrfach diskutiert und bestätigt worden, bevor sie der Öffentlichkeit vorgestellt wurden. Aber in der heutigen schnelllebigen Zeit wird dieses an sich vernünftige Prozedere oft übergangen, und der Öffentlichkeit werden regelmäßig hochaktuelle Resultate präsentiert, noch bevor der umfangreiche Prüfungsprozess abgeschlossen ist. Oftmals wollen Forscher einfach die Ersten sein, denn mit bestimmten Erkenntnissen lässt sich auch viel Geld verdienen. Man denke nur an neue medizinische Wirkstoffe. Doch dieses voreilige Vorgehen erhöht zwangsläufig das Risiko, Resultate vorzulegen, die in weiterer Folge nicht bestätigt werden.

Darüber hinaus reagiert jeder Mensch aufgrund seiner Einzigartigkeit individuell auf eine medizinische oder therapeutische Intervention. Außerdem kommen bei Studien, insbesondere wenn sie über längere Zeit laufen, trotz Randomisierung auch unterschiedliche Verhaltensweisen, Lebensbedingungen und eventuell Begleiterkrankungen der Testpersonen dazu – alles Faktoren, die das Ergebnis beeinflussen können. Daher ist von vornherein nicht sicher vorhersagbar, ob die gleiche Untersuchung mit einer ähnlichen Anzahl an Versuchspersonen an zwei verschiedenen Orten der Welt das gleiche Resultat zeigt.

Ein weiterer wichtiger Aspekt der Studien ist die untersuchte Bevölkerungsgruppe. So müssen die Ergebnisse einer Untersuchung, die bei älteren Männern vorgenommen wurde, nicht unbedingt auch auf junge Frauen zutreffen. Und noch mehr Vorsicht ist geboten, Erkenntnisse, die aus Tierstudien gewonnen wurden, auf den Menschen zu übertragen.

Und schließlich werden viele Studien leider nicht nach den anerkannten Richtlinien, die oben beschrieben wurden, geplant und durchgeführt. Ein Vergleich zwischen einer solchen „suboptimalen" Untersuchung mit einer, die den Anforderungen entspricht, kann daher unterschiedliche Ergebnisse zeigen.

Was ist also wirklich bewiesen oder „wahr", und wie kann man gute von mangelhaften Studien bzw. gesicherte von eher zweifelhaften Hypothesen unterscheiden? Prinzipiell besteht eine hohe Beweisstufe bzw. Evidenz (fast völlige Klarheit), wenn mehrere gut durchgeführte Studien zum gleichen Ergebnis kommen. Eine solche Zusammenfassung von ordentlich geplanten Studien wird in den „Meta-Analysen" vorgenommen. Wenn eine solche Meta-Analyse also zu einem eindeutigen Ergebnis kommt, gelten die in den Studien erzielten Erkenntnisse als anerkanntes Wissen.

Die nächste Beweisstufe bilden einzelne methodisch anspruchsvolle Studien mit einer ausreichenden Anzahl an Versuchspersonen. Am Ende der Skala stehen nichtexperimentelle, beschreibende Studien und Beobachtungen bei Einzelpersonen.

P-Wert und odds-ratio

Wichtige Kriterien, um Studien bewerten zu können, sind das „Signifikanzniveau" (Grad der Bedeutsamkeit) wie auch – beispielsweise in epidemiologischen Untersuchungen – das relative Risiko bzw. das

Chancenverhältnis (= odds ratio). Bei einem Vergleich von Studienergebnissen zweier Gruppen ist es wichtig zu wissen, ob der Unterschied auf einem Zufall beruht oder nicht. Dies beschreibt der so genannte p-Wert, wobei p für „probability", also Wahrscheinlichkeit, steht. Je kleiner der p-Wert, desto größer die „statistische Signifikanz", das heißt, desto sicherer ist das Ergebnis. Normalerweise gelten Unterschiede mit einem p-Wert unter 0,05 als statistisch signifikant.

Das relative Risiko beschreibt zum Beispiel die Erkrankungswahrscheinlichkeit zweier Gruppen, die unterschiedliche Verhaltensmuster oder Ernährungsgewohnheiten aufweisen. Eine vorausschauende (prospektive) Untersuchung zeigt beispielsweise, dass von 10 000 Menschen, die kein Gemüse und Obst verzehren, 50 einen Herzinfarkt bekommen, das heißt, es besteht ein 0,5-Prozent-Risiko. Bei einer anderen Gruppe von 10 000 Untersuchten, die sich reichlich mit Gemüse und Obst ernähren, erleiden zehn einen Herzinfarkt, das sind 0,1 Prozent. So gesehen haben also diejenigen, die kein Obst und Gemüse verzehren, ein 5-fach erhöhtes Risiko (0,5/0,1), einen Herzinfarkt zu bekommen.

In der Epidemiologie wird häufig auch die odds ratio (OR) verwendet. Odds (engl.: Chancen) ist vor allem aus dem Bereich der Sportwetten bekannt und beschreibt die Wahrscheinlichkeit für den Eintritt eines bestimmten Ereignisses, zum Beispiel der FC Bayern München gewinnt nicht das Spiel, geteilt durch die Wahrscheinlichkeit des gegenteiligen Ergebnisses, also Bayern München gewinnt das Spiel. Odds von vier würde besagen, dass die Chance für eine Niederlage bei 4:1 liegt, das heißt, in vier von fünf Fällen, also 80 Prozent, verliert Bayern München.

In der Medizin bzw. Epidemiologie gibt die odds ratio das Verhältnis der Expositionsquote der einen Gruppe (zum Beispiel Interventionsgruppe) geteilt durch die Expositionsquote der anderen Gruppe (Kontrollgruppe) an. Wenn beispielsweise von 100 Frauen 30 übergewichtig und 70 nicht übergewichtig sind, stehen die Chancen, dass eine Frau übergewichtig ist, 30 zu 70 oder etwa 0,4.

Bei 100 Männern dagegen liege diese Chance in unserem Beispielsfall bei 70 zu 30 oder 2,3. Die odds ratio errechnet sich nun aus dem Verhältnis der beiden Gruppen. In diesem Beispiel wären das 0,4

18

geteilt durch 2,3 ergibt ungefähr 0,2, das heißt, die Chancen von Frauen, übergewichtig zu sein, sind etwa fünfmal (oder 80 Prozent) geringer als die der Männer.

Eine odds ratio von eins bedeutet prinzipiell, dass es keinen Unterschied in den Chancen (häufig auch Risiken) zwischen den beiden Gruppen gibt, ist die odds ratio größer als eins, sind die Chancen (Risiken) der ersten Gruppe, in unserem Fall der Frauen, höher, ist sie kleiner als eins, sind die Chancen (Risiken) der ersten Gruppe geringer.

Warum werden Empfehlungen für eine gesunde Ernährung ständig verändert bzw. aktualisiert?

Empfehlungen für eine gesunde Ernährung und für die Mindestzufuhr von Nährstoffen werden alle paar Jahre von renommierten Gesellschaften für Ernährung (die wichtigsten sind im Anhang S. 188 aufgelistet) auf der Welt revidiert bzw. aktualisiert. Gründe hierfür sind neue wissenschaftliche Erkenntnisse aus vor allem epidemiologischen Untersuchungen, aber auch Interventionsstudien beim Menschen. Um zu verhindern, dass die Anzahl von Übergewichtigen explosionsartig zunähme, wurde zum Beispiel in den USA jahrzehntelang empfohlen, den relativen Fettanteil in der täglichen Nahrung einzuschränken. Interessanterweise ist der Fettanteil jetzt zwar rückläufig, der Anteil der Übergewichtigen in der Gesamtbevölkerung hat jedoch weiter zugenommen.

Erklärt wird dieses Paradoxon unter anderem mit einer zunehmenden Bewegungsarmut, größeren Essensportionen sowie einer vermehrten Energieaufnahme/Kalorienaufnahme durch Kohlenhydrate, die ja bekanntermaßen die Basis der weit verbreiteten „Ernährungspyramiden" bilden, auf die ich weiter unten noch eingehen werde. Außerdem wird zunehmend zwischen „guten" und „schlechten" Fetten unterschieden (dazu mehr in Kapitel 6). Diese epidemiologischen Entwicklungen haben also dazu geführt, dass neben dem hoch kalorienreichen Fett auch andere Faktoren ins Blickfeld der Forscher gerückt sind, die möglicherweise bei zukünftigen Empfehlungen für die Energiezufuhr berücksichtigt werden.

Als ein weiteres, aktuelles Beispiel dafür, dass es auch in der Ernährung keine ewig gültigen Dogmen gibt, lässt sich der Zusammenhang zwischen dem Konsum von Ballaststoffen und dem Risiko für Dickdarmkrebs anführen. Jahrzehntelang wurde in zahlreichen wissenschaftlichen Publikationen beschrieben, dass ein hoher Verzehr von Ballaststoffen der Entstehung von Dickdarmkrebs vorbeugt. Eine Meta-Analyse, also eine Zusammenfassung von verschiedenen entsprechenden Studien, die im Dezember 2005 in der renommierten medizinischen Fachzeitschrift *JAMA* (*Journal of the American Medical Association*) veröffentlicht wurde, konnte diesbezüglich jedoch keinen statistisch gesicherten Zusammenhang finden. Diese Veröffentlichung wird nicht nur eine gewisse Verunsicherung bei den Ernährungsforschern hervorrufen, sondern auch zwangsläufig dazu führen, dass die schützende Wirkung von Ballaststoffen bei Dickdarmkrebs neu überdacht wird.

Was ist von Ernährungspyramiden zu halten?

Um Empfehlungen für eine gesunde Ernährung bzw. vernünftige Lebensmittelauswahl dem Verbraucher anschaulich zu vermitteln, verwenden vor allem Ernährungsgesellschaften und die Lebensmittelindustrie graphische Modelle, die so genannten Ernährungs- oder Lebensmittelpyramiden. Seit der Veröffentlichung der ersten, weltweit bekannten Pyramide im Jahre 1992 vom Landwirtschaftsministerium der USA (USDA/United States Department of Agriculture) hat ihre Anzahl explosionsartig zugenommen. Je nach Auslegung der wissenschaftlichen Daten und dem Anliegen des „Erbauers" ergibt sich eine andere Pyramide.

Als Beispiel sei hier die LOGI-Pyramide (LOGI = Low Glycemic Index/niedriger glykämischer Index) erwähnt, die auf dem Prinzip des glykämischen Index (unterteilt kohlenhydrathaltige Lebensmittel nach ihrer blutzuckersteigernden Wirkung) basiert. Es leuchtet ein, dass diese Pyramide vor allem für Diabetiker und Übergewichtige interessant ist, jedoch nicht unbedingt für den Rest der Bevölkerung. Neuere Pyramiden, wie die eines weltbekannten Herstellers für Frühstücksgetreide, zeigen, dass es neben der Ernährung auch weitere wichtige Faktoren für die Erhaltung der Gesundheit gibt, beispielsweise viel Bewegung und reichliche Flüssigkeitszufuhr.

Ein Schwachpunkt der Pyramiden ist, dass die Lebensmittel, die am wenigsten verzehrt werden sollen, an der Spitze stehen. Dies erweckt unter Umständen leicht den Eindruck, dass gerade diese Lebensmittel besonders empfohlen werden. Jedoch genau das Gegenteil ist der Fall. Ein weiterer Schwachpunkt besteht darin, dass prinzipiell jeder seine eigene Pyramide konstruieren und medienwirksam veröffentlichen kann. Es existieren keine Kontrollmöglichkeiten, und daher sehen die Pyramiden oft so aus, wie deren Hersteller sie sich – nicht ganz uneigennützig – wünschen. Folge ist eine mögliche Verunsicherung der Verbraucher, die dann sinnvolle, stabile Konstrukte von „schlechter Bausubstanz" nicht mehr unterscheiden können. Außerdem werden inzwischen sogar anerkannte Pyramiden, wie die des USDA, von bekannten Forschern in Frage gestellt.

Gesunde Ernährung

Eine gesunde Ernährung ist die Basis für körperliches und geistiges Wohlbefinden. Sie stellt eine wichtige Voraussetzung für eine bestmögliche Leistungsfähigkeit im täglichen Leben dar und schützt vor vielen Krankheiten. Zu einer gesunden Ernährung gehört vor allem eine ausgewogene Mischkost mit einem sinnvollen Verhältnis an energiehaltigen Nährstoffen (Kohlenhydrate, Fett, Eiweiß) sowie eine ausreichende Flüssigkeitszufuhr. Dabei sollten nach heutigen Erkenntnissen mindestens 50 Prozent der zugeführten Tagesenergie aus Kohlenhydraten, 15 bis 20 Prozent aus Eiweiß und höchstens 30 Prozent aus Fetten stammen.

Wichtig ist, dass vor allem reichlich nährstoffdichte, also hochwertige Lebensmittel auf dem Speiseplan stehen, die einen hohen Gehalt an Vitaminen, Mineralstoffen und anderen lebenswichtigen Wirkstoffen aufweisen. Obst und Gemüse, Kartoffeln, Vollkorn- und Milchprodukte, Fisch sowie magere Fleischsorten gehören zu den hochwertigen Lebensmitteln. Nebenbei liefern Obst, Gemüse und Vollkornprodukte zusätzlich auch gesundheitsfördernde Wirksubstanzen, die vor verschiedenen Krankheiten, wie zum Beispiel Krebs und Herzinfarkt schützen. Im Gegensatz zu den hochwertigen Lebensmitteln gibt es dann noch die „leeren Energieträger", zu denen Zucker, Alkohol, Weißbrot etc. zählen. Diese besitzen keine oder nur einen geringen Anteil an wichtigen Nährstoffen und sind außerdem noch bei hohem Konsum gesundheitsschädlich (beispielsweise Karies bei ständigem Zuckerverzehr oder Leberererkrankungen bei Alkoholmissbrauch).

Menschen in Wohlstandsländern ernähren sich aus verschiedenen Gründen häufig ungesund. Sie pflegen jahrzehntelang schlechte Gewohnheiten, sind dem negativen Einfluss der Werbung ausgesetzt, Zeitmangel und der verlockende Geschmack lassen sie zu oft zu gezuckerten, salzigen oder fettreichen Speisen greifen. Grundsätzlich begeht der zivilisierte Mensch von heute drei entscheidende Ernährungssünden. Er isst bei wenig Bewegung viel zu viel, er ernährt sich fettreich, und er verzehrt relativ wenig hochwertige Lebensmittel wie Obst und Gemüse. Diese Ernährungsweise begünstigt zwangsläufig die Entstehung von

Übergewicht und Fettleibigkeit sowie verschiedenen Krankheiten. Die Hälfte der erwachsenen Bevölkerung in den westlichen Industrielän dern ist bereits übergewichtig, und die Zahl steigt weiter an. Außerdem ist alarmierend, dass immer mehr Kinder dick sind.

Was Platon zu gesunder Ernährung gesagt hat – was heute empfohlen wird 1

Die alten Griechen haben der Ernährung eine besondere Bedeutung beigemessen. Sie waren überzeugt, dass eine hochwertige Kost eine wichtige Voraussetzung für körperliches und geistiges Wohlbefinden ist. Außerdem hielten sie eine falsche Ernährung für die Ursache bestimmter Krankheiten. Podalirius, ein Sohn des griechischen Gottes der Heilkunst, Asklepios, befasste sich neben der Medizin auch mit Ernährung. Ebenso weisen die Arbeiten von Hippokrates (ca. 460–380/370 v. Chr.) auf die Bedeutung der Ernährung im Altertum hin. Schließlich hat der Philosoph Platon aus Athen (427–348/347 v. Chr.) mehrmals in verschiedenen Schriften auf die wichtige Bedeutung der Ernährung für den Menschen hingewiesen.

Gerste- und Weizenmahlzeiten wurden von Platon als gute Nahrung gepriesen. Die besondere Stellung des Getreides erklärt sich durch dessen mythologische Bedeutung. Getreide war nämlich das erste Lebensmittel, welches „Mutter Erde" dem Menschen geschenkt hat. Hülsenfrüchte wie Bohnen und Erbsen waren bei den alten Griechen ebenfalls sehr beliebt. Obst wurde auch gerne verzehrt, vor allem nach den Hauptmahlzeiten. Im Gegensatz zu heute wurde in der griechischen Antike dem Olivenöl keine besondere Bedeutung beigemessen, bei Kranken wurde die Verwendung von Olivenöl sogar verboten.

Platon war vermutlich Vegetarier. Fleisch und Fleischprodukte wurden von ihm in seinen Schriften nicht besonders hervorgehoben. Allerdings waren Fisch und Meeresfrüchte im antiken Griechenland im allgemeinen sehr beliebt. Dem Wein wurde zur Zeit Platons eine besondere Bedeutung beigemessen. Platon erzählt in seinen Schriften zum Beispiel die Geschichte des Dionysos, des griechischen Gottes der Fruchtbarkeit und später vor allem des Weines. Nach Ansicht Platons hat Dionysos den Menschen mit dem Wein „eine Medizin zur Erhaltung der Gesundheit und Stärkung des Körpers" geschenkt. Wein wurde in der Antike auch als wirksame Medizin gegen Unzufriedenheit und Verdrießlichkeit im Alter angesehen.

Platon hat in seinen Dialogen auch darauf hingewiesen, dass in Maßen gegessen werden sollte. Er verdammte ausschweifende Lebensweisen und betrachtete sie als Übel und Ursache für Krankheiten. Außerdem wusste Platon schon damals, dass Übergewicht mit verschiedenen Leiden verbunden ist. Auch Hippokrates schrieb: „Die Fetten neigen dazu, früher zu sterben als die Dünnen."

Was heute empfohlen wird

Die heutigen Empfehlungen für eine gesunde Ernährung weichen im Grunde nicht besonders von den antiken Grundsätzen ab. Die Deutsche Gesellschaft für Ernährung (DGE) hat zehn Regeln für eine vollwertige Ernährung und optimale Nährstoffaufnahme herausgegeben. Diese berücksichtigen nicht nur den gesundheitlichen Aspekt, sondern auch kulinarische und soziale Faktoren. Diese Regeln und Tipps werden auch von der Österreichischen Gesellschaft für Ernährung (ÖGE) und von diversen Lehrbüchern der Ernährung und Ernährungsmedizin empfohlen.

Nun die Regeln im einzelnen:

1. Vielseitig und abwechslungsreich essen
2. Reichlich Getreideprodukte und Kartoffeln
3. Gemüse und Obst – Nimm „5 am Tag"
4. Täglich Milch und Milchprodukte; ein- bis zweimal in der Woche Fisch; Fleisch, Wurst sowie Eier in Maßen
5. Wenig Fett und fettreiche Lebensmittel
6. Zucker und Salz in Maßen
7. Reichlich Flüssigkeit
8. Schmackhaft und schonend zubereiten
9. Sich Zeit nehmen und das Essen genießen
10. Auf das Gewicht achten und in Bewegung bleiben

Eine vielseitige und abwechslungsreiche Kost ist die Basis für eine ausreichende Zufuhr von *essentiellen* Nährstoffen. Diese kann der Körper nicht selbst herstellen, und sie werden benötigt für die Erhaltung lebenswichtiger Funktionen im Körper. Zu den essentiellen Nährstoffen zählen neben Wasser:

- Vitamine
- bestimmte Mineralstoffe (Mengen- und Spurenelemente)
- neun essentielle bzw. unentbehrliche Aminosäuren
- mehrfach ungesättigte Fettsäuren

Ein Fehlen dieser Nährstoffe führt zu lebensbedrohlichen Gesundheitsschäden. In den verschiedenen Kapiteln dieses Buches wird gesondert auf einen Großteil dieser Nährstoffe eingegangen. Einen Überblick über die Vitamine und die wichtigsten Mineralstoffe geben die Übersichten 1 und 2 im Anhang, Seite 184 ff.

Neben den essentiellen Nährstoffen finden sich noch eine Reihe *gesundheitsfördernder* Stoffe in der Nahrung. Zu diesen zählen die Ballaststoffe und die sekundären Pflanzenstoffe, welche in Kapitel 13 (Ballaststoffe) sowie in Kapitel 4 (Gemüse und Obst) genauer behandelt werden. Zwar sind gesundheitsfördernde Stoffe nach dem heutigen Stand des Wissens nicht lebensnotwendig, jedoch weisen zahlreiche wissenschaftliche Veröffentlichungen darauf hin, dass sie vor verschiedenen Krankheiten wie Krebs, Herzinfarkt, Schlaganfall und hohen Blutfettwerten schützen. Der Schutzmechanismus der sekundären Pflanzenstoffe basiert vor allem auf einem Abfangen oder Eliminieren von freien Radikalen.

Was sind freie Radikale, und was ist oxidativer Stress?

Freie Radikale sind reaktive zerstörerische chemische Verbindungen mit Sauerstoff, die in unserem Körper in geringen Mengen täglich gebildet werden. Sie entstehen bei der Energiegewinnung in den „Kraftwerken" der Zelle (Mitochondrien) und werden auch für das Abtöten von Bakterien durch das Immunsystem benötigt. Faktoren wie beispielsweise Umweltschadstoffe, Nikotin, reichlicher Alkoholkonsum und eventuell auch andauernder Stress und intensive Muskelaktivität tragen jedoch zu einer vermehrten Bildung dieser potentiell aggressiven Verbindungen bei und können daher oxidativen Stress verursachen. *Oxidativer* Stress deswegen, weil freie Radikale Sauerstoff-, also *Oxygen*-Verbindungen sind.

Ein Überschuss an freien Radikalen führt zur Schädigung von Zellen und Biomolekülen und damit in weiterer Folge zur Entstehung von verschiedenen Krankheiten, in erster Linie Krebs und Arteriosklerose (Arterienverkalkung). Bei der Arteriosklerose lagern die Gefäßwände Fett ein, verkalken, verlieren ihre Elastizität, und der Gefäßdurchmesser verengt sich zunehmend. In weiterer Folge kann das Blut nicht mehr ungehindert fließen, und es kommt zu einer Mangelversorgung mit Sauerstoff und Nährstoffen. Dadurch steigt das Risiko besonders für Herzinfarkt und Schlaganfall. Wahrscheinlich ist oxidativer Stress, das heißt ein erhöhter „Radikal-Angriff", auch beteiligt bei der Entstehung von neurologischen Erkrankungen (Parkinson, Alzheimer) und dem Grauen Star.

Für die Beseitigung von freien Radikalen, die unter normalen Umständen gebildet werden, ist unser Körper gut ausgerüstet. Zu diesem Zweck stehen uns antioxidative Substanzen zur Verfügung, die die freien Radikalen quasi einfangen. Zu den „Radikalfängern" gehören neben den bereits erwähnten sekundären Pflanzenstoffen auch Vitamin C, Vitamin E und Beta-Karotin sowie körpereigene antioxidative Enzyme, die aus essentiellen Nährstoffen aufgebaut sind. Werden jedoch zu viele freie Radikale gebildet wie zum Beispiel bei Rauchern, oder ist das antioxidative System wegen Vitaminmangels beeinträchtigt, kommt es unweigerlich zu oxidativem Stress und der Entstehung von Krankheiten.

Kohlenhydrate, Fett und Eiweiß zählen zu den Makronährstoffen

Zusätzlich zu den essentiellen und gesundheitsfördernden Nährstoffen nimmt der Mensch auch energieliefernde Makronährstoffe auf. Zu diesen zählen Kohlenhydrate, Eiweiße (Proteine) und Fett (Lipide).

Kohlenhydrate bestehen, wie der Name schon vermuten lässt, aus Kohlenstoff und Wasser. Sie können vereinfachend (nach Molekülgröße und chemischer Bindung) in drei Gruppen eingeteilt werden:

1. Zucker – die kleinsten Kohlenhydrate: Die wichtigsten sind Glukose (Traubenzucker), Fruktose (Fruchtzucker), Sukrose bzw. Saccharose (der normale Haushaltszucker) und Laktose (Milchzucker). Zucker findet sich vor allem in Obst, Gemüse, Milch und Honig.
2. Stärke – ein großes Kohlenhydrat (Polysaccharid) und der am meisten verzehrte Nährstoff weltweit: Stärke findet sich in den Grundnahrungsmitteln wie Reis, Nudeln, Kartoffeln, Getreide, Gemüse und Obst.
3. Zellulose, Hemizellulose und ähnliche Verbindungen – das sind unverdauliche Kohlenhydrate und werden auch als Ballaststoffe bezeichnet. Sie finden sich vor allem in Getreide, Gemüse (Hülsenfrüchte) sowie in Obst (näheres über Ballaststoffe s. Kapitel 13).

Die Fette und Eiweiße werden gesondert in den Kapiteln 6 und 12 behandelt.

Getreide bildet die Basis – am besten Vollkorn! 3

Getreide ist für Menschen weltweit seit Jahrtausenden die wichtigste Nahrungsgrundlage. Die sieben Getreidearten sind: Weizen, Reis, Mais, Gerste, Roggen, Hafer und Hirse. Getreideerzeugnisse sind zum einen relativ billig und gut lager- und transportierbar. Des weiteren sind vor allem Getreideerzeugnisse aus Vollkorn bezüglich der Versorgung mit hochwertigen Nährstoffen (s. unten) sehr wertvoll. Ein weiterer Vorteil von Getreide ist sein geringer Fettgehalt. Die meisten Getreidesorten enthalten weniger als 4 g Fett pro 100 g Getreide.

In Europa war bis etwa Mitte des 19. Jahrhunderts Vollkornmehl üblich. Durch die Entwicklung der Mühlentechnik im Rahmen der Industrialisierung wurden Weißmehl und später auch geschälter Reis immer beliebter. Sie galten als leicht verdaulich, und es war modern, sie zu verzehren. Auch konnte durch die Abtrennung der verderblichen Bestandteile des Vollkorns eine bessere Lagerfähigkeit erzielt werden. Doch erst seit wenigen Jahren wird dem gesundheitsbewussten Konsumenten allmählich klar, dass Vollkornprodukte die deutlich hochwertigeren Lebensmittel sind, und der damals verursachte Schaden kann nur langsam wieder gutgemacht werden.

Neben Ballast- und Mineralstoffen liefert Getreide vor allem Vitamine der B-Gruppe, Vitamin E und in geringeren Mengen auch gewisse sekundäre Pflanzenstoffe. Die Nährstoffe kommen hauptsächlich im Keim und in den Randschichten vor. Durch den Prozess des Mahlens kann es daher in Abhängigkeit von dem Ausmahlungsgrad zu einem beträchtlichen Verlust an diesen Wirksubstanzen kommen.

Unter Ausmahlung versteht man die Masse des gewonnenen Mehls. Je mehr Mehl aus einer bestimmten Menge Getreide herausgemahlen wird, desto höher ist sein Ausmahlungsgrad (mehr Schalenanteile gelangen ins Mehl). Gekennzeichnet wird der Ausmahlungsgrad für den Käufer durch die auf der Mehlpackung angegebene Typenzahl, die den Mineralstoffgehalt des Mehls angibt. Grundsätzlich gilt: Je höher das Mehl ausgemahlen ist, desto reicher ist sein Nährstoffgehalt. Eine niedrige Ausmahlung ergibt eine helle Mehlfarbe, das heißt, es ist ein hoher Mehlkörperanteil (= hoher Stärkeanteil) vorhanden. Bei hoher Ausmahlung bleibt ein hoher Schalenanteil (= hoher Eiweiß-, Mineralstoff- und Vitaminanteil) erhalten, das Mehl hat eine dunkle Farbe. Daraus resultieren auch die gängigen Bezeichnungen Weiß- und Schwarzmehl.

Die verschiedenen Mehltypen geben einen Hinweis auf den Nährstoffgehalt vor allem von Vitaminen und Mineralstoffen. Das Weizenmehl Typ 405 beispielsweise (405 steht für den mittleren Mineralstoffgehalt in Milligramm pro 100 g Mehl Trockensubstanz) ist das im Haushalt am meisten verwendete Mehl. Es ist ein weißes, feines Mehl, das niedrig ausgemahlen ist und dementsprechend doch beträchtlich weniger hochwertige Nährstoffe enthält als ein höher ausgemahlenes Mehl. So weist das mittelgradig ausgemahlene Weizenmehl 1050 im Vergleich zum Weizenmehl Typ 405 in etwa

- 1,3-mal mehr an Ballaststoffen,
- 1,5-mal mehr an Vitamin B_6 und Eisen,
- 2-mal mehr an Folsäure und Vitamin B_2

- 3-mal mehr an Mangan, Zink und Panthotensäure sowie
- 7-mal mehr (!) an Vitamin B$_1$ auf.

Ein Vollkornmehl ist bezüglich des Nährstoffgehaltes sogar noch hochwertiger als das Weizenmehl 1050.

Getreidekonsum und Krankheiten

Ende der 50er Jahre des 20. Jahrhunderts wurde erstmalig ein Zusammenhang zwischen dem vermehrten Konsum von Weißmehlprodukten und dem Auftreten der koronaren Herzkrankheit festgestellt. In der Folge kamen die Wissenschaftler allmählich zu der Erkenntnis, dass durch den vermehrten Verzehr von Vollkornprodukten das Risiko für Herzinfarkt, Schlaganfall, Diabetes und gewisse Krebsarten deutlich vermindert werden kann.

Bei der Verhütung dieser Erkrankungen durch Vollkorngetreide spielen insbesondere die gesundheitsfördernden Inhaltsstoffe (Ballaststoffe, sekundäre Pflanzenstoffe), Vitamin E und gewisse Vitamine der B-Gruppe wie zum Beispiel Folsäure eine zentrale Rolle.

Zu den Mechanismen, über die Vollkornprodukte schützend wirken, gehören:

- Senken des Cholesterinspiegels im Blut und damit Schutz vor der Entstehung von Arteriosklerose (Herzinfarkt, Schlaganfall)
- Abfangen von freien Radikalen und damit Verhinderung von oxidativem Stress (s. Kapitel 2)
- Verhinderung von Thrombosen (Blutgerinnsel) und damit Schutz vor Herzinfarkt und Schlaganfall
- Verbesserung der Wirkung des Insulins in den Zellen. Dadurch wird Insulin gespart und die Entstehung von „Wohlstandsdiabetes" und Übergewicht verhindert.

Fazit:
- Getreide bildet die Basis der täglichen Ernährung.
- Vollkorn- oder höher ausgemahlenes Mehl enthält mehr Vitamine, Mineral- und Ballaststoffe.

- Durch den reichlichen Verzehr von Vollkornprodukten kann das Risiko für Herzinfarkt, Schlaganfall, Diabetes und gewisse Krebsarten gesenkt werden.

4 Wieso eigentlich fünfmal pro Tag Obst und Gemüse?

Durch Gemüse und Obst nimmt der Mensch vor allem Vitamine, Mineralstoffe und sekundäre Pflanzenstoffe auf. Bei den Vitaminen stehen im Vordergrund Folsäure, Beta-Karotin sowie die Vitamine B_1, B_6, Niacin und vor allem Vitamin C. Die wichtigsten Funktionen dieser Vitamine finden sich in Übersicht 1 (Seite 184 ff.). Zu den wesentlichen Mineralstoffen, die von Gemüse, aber auch zum Teil von Obst geliefert werden, gehören: Magnesium, Eisen, Zink und Kalium.

Neben Vitaminen und Mineralstoffen enthalten Gemüse und Obst auch sekundäre Pflanzenstoffe. Diese werden im Stoffwechsel der Pflanzen synthetisiert und wirken zum Beispiel als farbgebende Stoffe sowie als Abwehrstoffe gegen Schädlinge und Krankheiten. Sie werden als „sekundär" bezeichnet, da sie nicht primär für das Leben notwendig sind. Für den Menschen gehören sie jedoch zu den gesundheitsfördernden Substanzen. Sie können beispielsweise als Duft- und Aromastoffe die Nahrungsauswahl beeinflussen oder aufgrund ihrer antioxidativen Wirkungen möglicherweise der Krebsentstehung entgegenwirken.

Lange bevor die gesundheitsfördernden Wirkungen der sekundären Pflanzenstoffe beschrieben wurden, hat sich die Wissenschaft vorwiegend mit den potentiell nachteiligen Effekten dieser Substanzgruppe befasst. Zum Beispiel waren verschiedene Kohlarten aufgrund ihrer kropffördernden Eigenschaften lange verpönt. Heute ist bekannt, dass ein Kohlkropf nur dann entsteht, wenn neben einer unzureichenden Jodzufuhr auch gleichzeitig über Monate täglich größere Mengen an Kohl verzehrt werden.

Nachdem jedoch erkannt wurde, dass sekundäre Pflanzenstoffe wichtige wünschenswerte Wirkungen bei Tieren zeigen, wurden in den letzten Jahren viele neue Verbindungen und Wirkungsspektren dieser Substanzgruppe entdeckt. Epidemiologische Untersuchungen lassen außerdem vermuten, dass die günstigen Effekte bei Tieren auch für den Menschen gelten.

Zu den potentiell gesundheitsfördernden Wirkungen der sekundären Pflanzenstoffe gehören:

- Hemmung der Krebsentstehung und des Krebswachstums (antikanzerogene Wirkung)
- Abfangen von freien Radikalen (antioxidative Wirkung) und damit Schutz von Zellen und Zellstrukturen
- Antimikrobielle Wirkungen (Abtöten von Viren und Bakterien)
- Entzündungshemmende Wirkungen
- Antithrombotische Wirkung (Schutz vor der Bildung von Blutgerinnseln)
- Senkung des Cholesterinspiegels

Zu den sekundären Pflanzenstoffen gehören zahlreiche Verbindungen. Sie haben ein breites Wirkungsspektrum, wobei die antikanzerogenen und antimikrobiellen Effekte im Vordergrund stehen. Die wichtigsten sind:

Flavonoide

Flavonoide kommen in fast allen Pflanzen vor. Sie befinden sich überwiegend in den Randschichten der Pflanzen sowie den äußeren Blättern. Tomaten sollten deshalb nicht enthäutet und Äpfel nicht geschält werden. Flavonoide können in verschiedene Gruppen eingeteilt werden, und mit über 6 000 verschiedenen Strukturen zeigen sie eine beträchtliche Vielfalt. Die Bildung der Flavonoide ist lichtabhängig, so dass im August geernteter Kopf- oder Endiviensalat bis zu 3- bis 5-mal mehr an diesen Substanzen enthält als Salate, die im April geerntet werden. Reich an Flavonoiden sind vor allem Grünkohl, Brokkoli, Zwiebeln, dunkle Schokolade, schwarzer Tee und Äpfel.

Saponine

Saponine sind stark bitter schmeckende Substanzen, die hauptsächlich in Hülsenfrüchten – und hier besonders in Sojabohnen – vorkommen. Weitere Quellen für Saponine sind Spinat, Spargel und Hafer. Erhebliche Mengen an Saponinen werden über Lakritze aufgenommen. Das Hauptsaponin darin ist das so genannte Glycyrrhizin, das allerdings als unerwünschte Nebenwirkung den Blutdruck erhöhen kann. Daher sollen Hypertoniker (Menschen mit Bluthochdruck) nicht zu viel Lakritze verzehren.

Saponine besitzen vor allem lokale Wirkungen auf den Darmtrakt, da sie nur zu etwa 3 Prozent ins Blut aufgenommen werden. Im Tierversuch konnte eine Hemmung auf die Entstehung von Dickdarmkrebs beobachtet werden. Ferner verbinden sie sich mit Cholesterin und Gallensäuren und können so zu einer Senkung des Cholesterinspiegels im Blut beitragen.

Phytosterine

Phytosterine (bekanntestes ist Beta-Sitosterin) kommen vor allem in fettreichen Pflanzenteilen vor. Reich an Phytosterinen sind Sonnenblumenkerne, Sesamsamen, Nüsse und natives Sojaöl, jedoch nicht verarbeitetes bzw. raffiniertes. Die Hauptwirkung der Phytosterine ist die Senkung des Cholesterinspiegels im Blut.

Carotinoide

Carotinoide sind gelbliche bis rötliche Farbstoffe von grünblättrigem Gemüse und vielen farbigen Früchten. Entdeckt wurden sie 1831 durch Heinrich Wackenroder, der das erste Carotinoid, Karotin, aus Karotten isolierte. Es sind mittlerweile mehr als 700 verschiedene Carotinoide bekannt, von denen etwa 50 in unterschiedlichem Ausmaß in Vitamin A umgewandelt werden können. Im menschlichen Körper spielen vor allem Beta-Karotin, Lycopin und Lutein eine wichtige Rolle. Sie zeichnen sich vor allem durch ihre antioxidative Wirksamkeit aus, die vor der Entstehung von Krebs zu schützen scheint. Sehr wahrscheinlich ist die Schutzwirkung von Lycopin, das vor allem in Tomaten und Tomatenprodukten vorkommt, vor Prostatakrebs. Daher sollten Männer ab vierzig darauf achten, eine ausreichende Menge von Lycopin über die tägliche Kost aufzunehmen. Des weiteren ist weitgehend bekannt, dass Carotinoide vor UV-Strahlung und damit verbundenen freien Radikalen, die die Haut schädigen können, schützen.

Weiter sind bekannt:
• *Indole* kommen im Kohl vor und wirken vor allem krebshemmend.

- *Senföle* (Isothiozyanate) entstehen bei der Zerstörung von Pflanzengewebe und verleihen dem Senf den scharfen Geschmack. Ihnen wird eine krebshemmende Wirkung nachgesagt.
- *Phenolsäuren* wirken antioxidativ. Die Ellagsäure der Erdbeeren zum Beispiel vermittelt fast das gesamte Wirkungsspektrum der sekundären Pflanzenstoffe (s. oben).
- Und natürlich *Knoblauch.*

Allicin ist die Wirksubstanz des Knoblauchs. Knoblauch füllt nicht nur medizinische und Kochbücher, sondern auch ganze Geschichtsbücher. Im alten China wurde er als Konservierungsschutz für Lebensmittel und therapeutisch gegen Lungen- und Darminfektionen sowie Impotenz eingesetzt. Um ihre Leistungsfähigkeit zu verbessern, wurden zur Zeit der Pharaonen in Ägypten die Pyramidenarbeiter mit Knoblauch versorgt. Im Grab von Tutanchamun (1400–1300 v. Chr.) fanden sich auch Knoblauchzwiebeln. Im alten Griechenland wurde Knoblauch vor Wettkämpfen bei den Olympischen Spielen verzehrt, und Hippokrates verwendete ihn zu Heilzwecken. Schließlich ist in historischen Quellen zu lesen, dass Soldaten des Römischen Reichs Knoblauch gegessen haben, um ihren Mut und ihre Kraft zu steigern.

Knoblauch bzw. die darin enthaltenen Wirkkomponenten haben positive Effekte bei der Vorbeugung von Magen- Dickdarm- und unter Umständen auch Eierstockkrebs. Er wirkt antibakteriell und bietet Schutz vor Thrombosen. Allerdings sind hohe Dosen von Knoblauch bzw. vor allem von dessen Extrakten möglicherweise auch schädlich. Dies wurde in Tiermodellen nachgewiesen, hat jedoch bei den üblichen Verzehrmengen für den Menschen keine Relevanz.

Viel Obst und Gemüse schützt vor Krebs und Herz-Kreislauf-Erkrankungen

In der zweiten Hälfte des 20. Jahrhunderts veränderte sich in vielen Wohlstandsländern die Zusammensetzung der täglichen Kost: Der Fleischkonsum nahm zu, und der Verzehr von Gemüse und Getreideprodukten ging zurück. Zahlreiche epidemiologische Untersuchungen kamen zu dem Schluss, dass dieser Wandel in den Ernährungsgewohnheiten wahrscheinlich ein wichtiger Grund ist für das gesteigerte Risiko, an Dickdarm- und Magenkrebs zu erkranken. Umgekehrt nimmt man an, dass aufgrund der gesundheitsfördernden Inhaltsstoffe ein hoher Verzehr an Gemüse und Obst vor vielen Krebsformen schützt. Die antioxidativen Komponenten in Gemüse und Obst verhindern nämlich die Schädigung der Erbsubstanz (DNS) durch freie Radikale, und somit können sie zum Beispiel die Entstehung von Mutationen (Veränderung im Erbgefüge) in der DNS abwehren.

Eine Kost, die reich an Obst, Gemüse und Ballaststoffen ist, schützt auch vor Herz-Kreislauf-Erkrankungen. In einer Studie aus Italien beispielsweise konnte gezeigt werden, dass ein reichlicher Verzehr von Gemüse mit einem geringeren Risiko, einen Herzinfarkt zu erleiden, einhergeht. In einer anderen Untersuchung wurde beschrieben, dass ein häufiger Verzehr von Gemüse und Obst (jeweils mehr als einmal pro Tag) im Vergleich zu keinem Verzehr das Sterblichkeitsrisiko nach einem überstandenen Herzinfarkt um bis zu 35 Prozent senkt. Ebenso wird angenommen, dass ein reichlicher Verzehr von Obst und Gemüse bis zu einem bestimmten Grad auch vor Schlaganfällen schützt. Eine Zusammenfassung von Studien kam zu dem Ergebnis, dass jede zusätzliche Obstportion pro Tag das Risiko eines Schlaganfalls um 11 Prozent senken kann.

Als Schutzfaktoren verantwortlich gemacht werden die potenten antioxidativen Inhaltsstoffe (sekundäre Pflanzenstoffe, antioxidative Vitamine) sowie Folsäure, Phytoöstrogene (Sojabohne) und Ballaststoffe im Gemüse und Obst. Diese Substanzen wirken vor allem über eine Verminderung des Cholesterinspiegels im Blut und über den Schutz vor Oxidation des „schlechten" Lipoproteins, LDL, welches bei der Entstehung der Arteriosklerose (Arterienverkalkung) maßgeblich beteiligt ist.

Schließlich zeigte die bekannte DASH-Studie (DASH steht für Dietary Approaches to Stop Hypertension/Ansätze in der Ernährung, um Bluthochdruck zu stoppen), dass eine Kost, die reich an Obst, Gemüse, Fisch und fettarmen Produkten ist – im Vergleich zu einer fettreichen Kost, die wenig Gemüse und Obst enthält –, zu einer deutlichen Reduktion des Blutdrucks führt. Zusätzlich konnte durch eine geringere Zufuhr von Kochsalz der blutdrucksenkende Effekt der DASH-Diät weiter erhöht werden. Außerdem besteht wahrscheinlich auch eine Dosis-Wirkungsbeziehung zwischen der Menge des täglich verzehrten Obstes und Gemüses und dem Blutdruck; einfach ausgedrückt bedeutet das: je höher der tägliche Gemüse- bzw. Obstkonsum, desto niedriger der Blutdruck.

Der Vorteil von Obst und Gemüse im Vergleich zu anderen Lebensmittelgruppen wie zum Beispiel Fleisch, Fisch und Eiern besteht darin, dass sie zu einem großen Teil – Ausnahme sind vor allem Hülsenfrüchte – auch roh verzehrt werden können und somit der Verlust an wertvollen Nährstoffen durch Erhitzung und Verarbeitung wegfällt.

Hier einige Tipps, wie Sie den Verzehr an Gemüse und Obst erhöhen können (basierend auf Empfehlungen der DGE):

- Bereits zum Frühstück frisches Obst mit Joghurt oder Müsli essen.
- Obst ist immer gut als Zwischenmahlzeit. Gut geeignet sind Äpfel, Orangen, Mandarinen oder Bananen.
- Auch Gemüse wie Paprika, Möhren und Radieschen eignen sich als kleine, appetitliche Sattmacher für zwischendurch.
- Zu jedem Mittagessen gehört auf jeden Fall eine große Portion Gemüse und ein Salat.
- Frischgepresster Frucht- oder Gemüsesaft liefert wertvolle Nährstoffe und kann so eine Portion Obst bzw. Gemüse am Tag ersetzen.
- Erhöhen Sie einfach die Gemüseportion auf dem Teller, indem Sie mehr davon kochen.

Fazit:

- Gemüse und Obst enthalten essentielle Nährstoffe, Ballaststoffe und wichtige gesundheitsfördernde Wirksubstanzen.
- Durch einen reichlichen täglichen Verzehr von Gemüse und Obst kann das Risiko für Krebs und Herz-Kreislauf-Erkrankungen deutlich vermindert werden.

5 Täglich Milchprodukte

Ein- bis zweimal die Woche Fisch sowie Fleisch, Wurst und Eier in Maßen lautet die Devise! In diesen Lebensmitteln sind wertvolle Nährstoffe enthalten, wie zum Beispiel Calcium in Milch, Jod, Selen und Omega-3-Fettsäuren in Seefischen (s. Kapitel 6 über Fette). Fleisch ist wegen des hohen Beitrags an verfügbarem Eisen (s. Kapitel 18) und an den Vitaminen B_1, B_6 und B_{12} zu empfehlen. Allerdings reichen Mengen von 300 bis 600 g pro Woche für die Versorgung an diesen lebenswichtigen Nährstoffen aus.

Ein hoher Konsum an Wurst und fettreichem Fleisch hingegen kann zu einer Erhöhung des Blutfett- und Cholesterinspiegels führen und steigert das Risiko, an Gicht zu erkranken. Seit ein paar Jahren wird auch diskutiert, ob ein Zusammenhang besteht zwischen reichlichem Fleischkonsum, vermehrter Eisenspeicherung und dem Risiko von Männern, einen Herzinfarkt zu erleiden. Männer sind in diesem Fall hauptsächlich betroffen, da Frauen während ihrer gebärfähigen Periode durch die Menstruationsblutung viel Eisen verlieren und somit ein geringeres Risiko für eine vermehrte Eisenspeicherung aufweisen. Vor allem Männer sollten daher wegen der Gefahr erhöhter Eisenspeicherung nicht täglich Fleisch und Fleischprodukte verzehren.

Eier sind zwar absolut hochwertige Lebensmittel, enthalten jedoch viel Cholesterin. Daher sind anerkannte Ernährungsexperten bei ihren Empfehlungen bezüglich des Verzehrs von Eiern vorsichtig, obwohl der cholesterinsteigernde Effekt dieser „Nährstoffbombe" mittlerweile auch angezweifelt wird (s. dazu Kapitel 6).

Fisch liefert vor allem mehrfach ungesättigte Fettsäuren, hier besonders die Omega-3-Fettsäuren. Der Nutzen dieser Verbindungen wird ebenfalls im Kapitel 6 über Fette näher beleuchtet.

Milch- und Milchprodukte

Milch ist besonders wichtig für eine ausreichende Versorgung mit Calcium und Vitamin B_2. Dass Calcium wichtig für die Knochen ist, ist allgemein bekannt. Das Knochengewebe ist lebendes Material mit einer starken Durchblutung und intensiver Stoffwechselaktivität. Im Laufe des Lebens vollzieht sich ein ständiger Auf- und Abbau von Knochensubstanz. Im Kindes- und Jugendalter überwiegt der Knochenaufbau, so dass die Knochen größer, schwerer und dichter werden. Die höchstmögliche Knochendichte wird zwischen dem 25. und 30. Lebensjahr erreicht. Bis zum 40. Lebensjahr bleibt sie mehr oder minder konstant. Ab dann kommt es zu einem fortschreitenden Abbau der Knochenmasse.

Bei Frauen ist nach der Menopause der jährliche Knochenabbau durchschnittlich höher als bei Männern. Daher weisen sie auch ein höheres Risiko für Osteoporose (Knochenschwund) im Alter auf. Eine gute Versorgung mit Calcium im ersten Lebensabschnitt ist daher sehr wichtig, um der Osteoporose im Alter vorzubeugen. Es gilt auch hier ein einfaches Prinzip: Je besser man in jungen Jahren anlegt, desto mehr kann man im späteren Alter davon profitieren.

Daneben enthält die Milch noch potentielle krebshemmende Substanzen, hier vor allem die konjugierte Linolsäure, eine veränderte, chemische Form der Linolsäure (s. Kapitel 6), die sich in tierischen Produkten findet. In einer Studie aus Schweden zum Beispiel wurde ein Zusammenhang zwischen hohem Konsum von Milch- und Milchprodukten bzw. konjugierter Linolsäure und einem verminderten Risiko, an Dickdarmkrebs zu erkranken, beschrieben. Der Gehalt an konjugierter Linolsäure in der Milch, aber auch im Rindfleisch ist von verschiedenen Faktoren abhängig, wie beispielsweise der Herkunft und dem Alter des Tieres sowie dem Futter. Ökologisch gehaltene Weidetiere haben im Sommer einen deutlich höheren Anteil an krebshemmenden Substanzen in ihrer Milch als Stalltiere. Die tägliche Aufnahme der konjugierten Linolsäure mit der Mischkost bewegt sich in einem Bereich zwischen 200 und 400 mg. (S. auch den Abschnitt über konjugierte Linolsäure in Kapitel 38 über Nahrungsergänzungsmittel, S. 154.)

Unverträglichkeit gegen Milchzucker (Laktoseintoleranz)

Laktose, auch Milchzucker genannt, ist ein Kohlenhydrat und muss im Darm durch das Enzym „Laktase" in seine Bestandteile Galaktose und Glukose gespalten werden. Diese werden anschließend ins Blut aufgenommen. Wenn aber das Enzym Laktase fehlt, gelangt die Laktose unverdaut in tiefere Darmabschnitte. Hier erfolgt ein bakterieller Abbau zu verschiedenen Substanzen wie Milchsäure, Essigsäure, Kohlendioxid. Außerdem halten Laktose und seine Spaltprodukte auch das Wasser im Dickdarm zurück. Im Fachjargon nennt man das einen osmotischen Effekt. Unter Osmose versteht man grundsätzlich den passiven, also energieunabhängigen Transport von Wasser zwischen zwei Flüssigkeitsräumen, die durch eine halbdurchlässige Schicht (Membran) getrennt sind. Der Ein- und Ausstrom von Wasser im Darm zum Beispiel erfolgt hauptsächlich aufgrund unterschiedlicher Osmolaritäten (gelöste Teilchen pro Liter) zwischen Darminnerem und Blutseite. Praktisch bedeutet dass, wenn die Osmolarität, also die gelöste Teilchenmenge, im Darm ansteigt, etwa durch nicht aufgenommenen Milchzucker, dann strömt vermehrt Wasser von der Blutseite ins Darminnere ein.

Insgesamt können nach dem Verzehr laktosehaltiger Lebensmittel – also von Milch und Milchprodukten wie beispielsweise Joghurt, Sahne und Quark – Symptome wie Durchfall, Blähungen, Übelkeit und Bauchkrämpfe auftreten.

Menschen mit Laktoseintoleranz sollten bei Milch- und Milchprodukten aufpassen bzw. die individuelle Toleranzgrenze austesten. Häufig werden die Milchprodukte besser vertragen als Milch. Als Ersatz für Milch kann man auf „Sojamilch", „Sojaquark" (Tofu) ausweichen, und zur Calciumversorgung können auch calciumangereicherte Lebensmittel verzehrt werden. In Extremfällen müssen die Betroffenen auf Calciumtabletten zurückgreifen.

Neben laktoseintoleranten Menschen sollten auch Übergewichtige beim Verzehr von Milch und bestimmten Milchprodukten vorsichtig sein, da diese einen relativ hohen Fettanteil besitzen. Empfehlenswert sind in diesem Fall Magermilchprodukte, die einen deutlich geringeren Anteil an Fett haben. Während Vollmilch einen Fettanteil von mindestens 3,5 Prozent hat, weist Magermilch höchstens einen Fettanteil von 0,3 Prozent auf.

Fette sind wesentliche Bestandteile der Nahrung. Sie liefern nicht nur Energie, sondern erfüllen auch wichtige Aufgaben im Körper. Ihre wichtigsten Funktionen für den Menschen sind:

- Bereitstellung von Energie → aus einem Gramm Fett können etwa 39,1 Kilojoule (oder 9,3 Kilokalorien) Energie gewonnen werden
- Bildung von Zellbausteinen, vor allem der Zellmembran (äußere Hülle der Zelle)
- Bildung einer Isolationsschicht in der Haut → diese schützt vor Kälte
- Bildung einer Polster(schutz)schicht für die inneren Organe
- Ausgangssubstanz für die Bildung von biologisch wirksamen, körpereigenen Molekülen (zum Beispiel Eikosanoide – das sind Substanzen, die an Prozessen wie Stillung von Blutungen, Fieber, Entzündungen, Gefäßfunktionen und Schmerzen beteiligt sind)
- Förderung der Aufnahme und des Transports von fettlöslichen Vitaminen (Vitamin A, D, E und K)
- Sensorische Funktion, das heißt, Fette sind wichtig für Geschmack und Aroma der Nahrung

Daneben gibt es das fettähnliche Cholesterin. Es ist:

- Ausgangssubstanz für Hormone wie Cortisol (im Volksmund auch als Kortison bezeichnet), das sind Informationsträger, die üblicherweise im Blut transportiert werden
- Ausgangssubstanz für Gallensäuren, welche wichtig für die Fettverdauung sind

Fette finden sich sowohl in tierischen als auch in pflanzlichen Lebensmitteln, wobei in letzteren kein Cholesterin vorkommt. Fleisch und Fleischprodukte, Fisch, Eier, Milch und Milchprodukte wie Butter, Käse und Sahne bilden die Hauptquellen an tierischen Fetten. Zu den pflanzlichen Lebensmitteln, die reichlich Fett enthalten, gehören Nüsse, Oliven und Avocado sowie vor allem pflanzliche Öle.

Einige wichtige Informationen zur Einteilung von Fetten

Den Hauptanteil an Fetten in der Nahrung und im Körper machen die Triglyzeride, umgangssprachlich auch Neutralfette genannt, aus. Das fettähnliche Cholesterin und Phospholipide runden die restlichen 10 Prozent ab. Triglyzeride bestehen aus der Verbindung von Glyzerin und Fettsäuren. Die Fettsäuren unterscheiden sich dabei zum einen in der Länge ihres Moleküls, also in der Anzahl der Kohlenstoffatome. Klassifiziert werden sie jedoch aufgrund der Anzahl ihrer Doppelbindungen. Bei der Doppelbindung sind zwei Kohlenstoffatome durch zwei Elektronenpaare verbunden ($>c=c<$), im Gegensatz zur Einfachbindung, wo zwei Atome durch ein Elektronenpaar verbunden sind ($-\overset{\shortmid}{\underset{\shortmid}{c}}-\overset{\shortmid}{\underset{\shortmid}{c}}-$). Gesättigte Fettsäuren enthalten keine, einfach ungesättigte enthalten eine und mehrfach ungesättigte Fettsäuren zwei oder mehr Doppelbindungen.

Die gesättigten Fettsäuren sind nicht essentiell, das heißt, ihre Zufuhr ist nicht lebensnotwendig, da sie im Körper aus Glukose (Traubenzucker) bzw. deren Abbauprodukten gebildet werden können. Einfach ungesättigte Fettsäuren sind für den Menschen ebenfalls nicht essentiell; sie können aus anderen (gesättigten) Fettsäuren und Kohlenhydraten aufgebaut werden. Die mehrfach ungesättigten Fettsäuren jedoch kann der Organismus nicht selbst herstellen. Sie müssen mit der Nahrung aufgenommen werden und sind daher lebensnotwendig für den Menschen. Die mehrfach ungesättigten Fettsäuren können unterteilt werden in:

- Omega-6-Fettsäuren (auch *n*-6-Fettsäuren genannt): Die wichtigste ist Linolsäure, welche vor allem in Nüssen und pflanzlichen Ölen enthalten ist
- Omega-3-Fettsäuren (auch *n*-3-Fettsäuren genannt):
- vor allem Alpha-Linolensäure aus pflanzlicher Nahrung bzw. Ölen
- Eikosapentaensäure (EPA) und Dokosahexaensäure (DHA) aus Fischen

Wissenswertes zum Cholesterin

Cholesterin wird im Organismus selbst gebildet; unser Körper ist also nicht auf eine ständige Cholesterinzufuhr angewiesen. Es ist lebenswichtig als Bestandteil von Zellmembranen und wird für die Bildung von Gallensäuren und bestimmten Hormonen benötigt. Andererseits erhöht ein hoher Cholesterinspiegel im Blut das Risiko für Arteriosklerose (Arterienverkalkung) und Herzinfarkt.

Cholesterin wird im Blut in Lipoproteinen (das sind Transportverbindungen für Fette im Blut) befördert. LDL („Low Density Lipoprotein") transportiert das Cholesterin zu Organen und begünstigt auch dessen Ablagerung in Gefäßen. Durch zu große Ablagerungen von Cholesterin an den Gefäßwänden können biochemische Prozesse in Gang gesetzt werden, die zur Entstehung der Arteriosklerose führen. Aus diesem Grund wird LDL auch als „schlechtes" Lipoprotein bezeichnet. Das HDL („High Density Lipoprotein") hingegen ist für die Beseitigung des Cholesterins über die Leber und Galle wichtig und scheint auch antioxidative Wirkungen zu entfalten; es wird daher auch als „gutes" Lipoprotein bezeichnet.

Die Cholesterinzufuhr sollte gemäß den Empfehlungen der Deutschen Gesellschaft für Ernährung (DGE) 300 mg pro Tag nicht überschreiten. Diese Menge findet sich zum Beispiel in einem großen Ei, 2½ Liter Vollmilch, 120 g Butter, 500 bis 600 g Käse mit hohem Fettanteil oder einem halben Kilo Schweineschnitzel. Wer Butter, Ei und Käse frühstückt und mittags noch ein durchschnittlich großes Schnitzel verzehrt, überschreitet sehr wahrscheinlich die Obergrenze der empfohlenen Cholesterinaufnahme.

Eier sind besonders cholesterinreich. Aus diesem Grund wird von Ernährungsgesellschaften empfohlen, Eier nur in Maßen, das heißt zwei bis drei Stück pro Woche, zu verzehren. Der Zusammenhang zwischen häufigem Verzehr von Eiern und erhöhtem Cholesterinspiegel im Blut wird in der wissenschaftlichen Literatur jedoch widersprüchlich diskutiert. Es gibt sowohl Arbeiten, die einen Zusammenhang feststellten, als auch einige, die diesen anzweifeln.

Vermutlich reagieren Menschen unterschiedlich auf das Nahrungscholesterin. Bei „cholesterinempfindlichen" Personen („Hyper Responders") führt unter Umständen bereits ein Ei pro Tag zu einer Erhöhung des Cholesterinspiegels im Blut, wohingegen bei „cholesterinunempfindlichen" („Hypo Responders") in Extremfällen sogar mehrere Eier und Eierspeisen am Tag den Cholesterinspiegel nicht beeinflussen. Ein Grund für diese Unterschiede zwischen Hyper Responders und Hypo Responders scheinen genetische Variationen bei der Bildung und Funktion von so genannten Apolipoproteinen zu sein. Apolipoproteine sind Bestandteile der Lipoproteine, die, wie schon erwähnt, für den Transport von Fett im Blut verantwortlich sind.

Das „schlechte" Fett

„Schlechtes" Fett, also gesättigte Fettsäuren, finden sich in sichtbarer oder versteckter Form vor allem in tierischen Produkten wie Wurst, nichtmagerem Fleisch, Palmöl sowie Butter, Vollmilch und Käse. Beim Käse kann der Fettgehalt stark variieren. Er wird entweder als Fettgehalt in der Trockenmasse (F. i. Tr.) oder als absoluter Wert angegeben. Jeder Käse besteht zu unterschiedlichen Verhältnissen aus Fett und Wasser. Enthält er mehr Wasser, hat er weniger Trockenmasse, was bedeutet, dass er bei gleichem F. i. Tr. im Vergleich zu einem Käse mit geringerem Wasseranteil auch einen geringeren Fettanteil aufweist. Den höchsten Fettgehalt haben daher Hartkäse (geringer Wassergehalt) mit einer hohen F. i. Tr. (mehr 40 Prozent). Dazu gehören zum Beispiel Emmentaler und Bergkäse. Im Gegensatz dazu haben Feta, Mozzarella oder auch Edamer (mit 30 Prozent F. i. Tr.) einen geringeren absoluten Fettgehalt.

Ein Beispiel: Ein Edamerkäse mit 30 Prozent F. i. Tr. hat einen Wasseranteil von etwa 50 Prozent. Das heißt, bei einem Verzehr von 100 g Käse werden 15 g Fett zugeführt, da 100 g minus 50 g (Wasseranteil) gleich 50 g (Trockenmasse) ergeben, und 30 Prozent von 50 g sind 15 g. Andersherum beträgt der absolute Fettgehalt dieses Edamers 15 Prozent (bei 100 g sind das 15 g).

Die „guten" Fette

Essentielle mehrfach ungesättigte Fettsäuren sind Bestandteile von Zellmembranen. Sie sind besonders wichtig für das Nervensystem und beteiligt an der Synthese von Eikosanoiden, das sind Biomoleküle wie Prostaglandine und Leukotriene, welche beispielsweise die Funktion von Immunzellen, Blutplättchen und Gefäßwandmuskeln beeinflussen.

Die „guten" Fette können in zwei Gruppen unterteilt werden. Die eine Gruppe bilden die Omega-6-Fettsäuren, hier vor allem die Linolsäure, welche sich hauptsächlich in pflanzlichen Ölen wie Sonnenblumenöl oder Maiskeimöl findet. Die Linolsäure wird im Stoffwechsel zu Substanzen umgebaut, die unter anderem für Entzündungsreaktionen verantwortlich sind und die Zusammenballung der Blutplättchen fördern. Dies ist zum Beispiel wichtig bei der Blutgerinnung.

Die Omega-3-Fettsäuren bilden die andere Gruppe und werden in die Alpha-Linolensäure, welche in gewissen pflanzlichen Produkten zu finden ist (s. unten) und die langkettigen Eikosapentaensäure (EPA) und Dokosahexaensäure (DHA) unterteilt. Die beiden letzteren kommen vor allem in hohen Mengen in Seefischen vor. Sie werden im Phytoplankton des Meeres produziert, von Fischen als Nahrung verzehrt und in deren Fettgewebe angereichert. Fische unterscheiden sich teilweise beachtlich in ihrem Gehalt an Omega-3-Fettsäuren. Dabei haben:

- *sehr hohen Gehalt* an EPA und DHA (zwischen 2,5 und 4 g pro 100 g essbarem Anteil): Thunfisch, Hering und Lachs (Salm)
- *einen mittleren Gehalt* (zwischen 1,5 und 2,5 g pro 100 g essbarem Anteil): Makrele und Sardinen
- *einen geringen Gehalt* an EPA und DHA (unter 0,5 g pro 100 g essbarem Anteil): Scholle, Rotbarsch, Kabeljau/Dorsch, Karpfen, Zander, Krustentiere (Krabben, Garnelen etc.)

Im Gegensatz zur Linolsäure fördern EPA und DHA eher die Bildung von körpereigenen Wirkstoffen, welche gefäßerweiternd und teilweise entzündungshemmend wirken. Sie können bis zu einem bestimmten Grad auch aus der Alpha-Linolensäure gebildet werden. Diese Synthese ist insbesondere effektiv, wenn keine zu hohe Konzentration an Linolsäure vorliegt. Die Alpha-Linolensäure findet sich reichlich in hochwertigen pflanzlichen Ölen, dabei vor allem in Rapsöl, aber auch in Walnussöl, Weizenkeimöl und Sojaöl. Walnüsse und Leinsamen sind ebenfalls reich an Alpha-Linolensäure. Die absolut höchsten Mengen enthält übrigens Leinöl.

Der Vorteil von Omega-3-Fettsäuren für die Gesundheit des Menschen wurde primär bei den Inuit (Eskimo) entdeckt. Inuit essen relativ große Mengen fette, zumeist rohe Fische. Daraus würde man zunächst ein erhöhtes Risiko für Krankheiten, die mit hohem Fettkonsum einhergehen – wie beispielsweise Herzinfarkt und Schlaganfall –, annehmen. Jedoch ist das genaue Gegenteil der Fall. In Studien wurde wiederholt beschrieben, dass die Anzahl koronarer Herzerkrankungen (Angina pectoris, Herzinfarkt) bei den in Grönland lebenden Inuit deutlich niedriger ist als bei der nach westlichen Standards lebenden Bevölkerung in Skandinavien. Die seit langem bekannte Erklärung für dieses Paradoxon sieht als Grund hierfür die reichliche Aufnahme von Omega-3-Fettsäuren und – im Vergleich zur Lebensweise in westlichen Industrienationen – geringere Aufnahme von gesättigtem Fett.

Zahlreiche Studien konnten zeigen, dass ein erhöhter Fischkonsum mit einem geringeren Risiko für eine koronare Herzkrankheit (Herzinfarkt und Angina Pectoris) einhergeht. Der Fischkonsum der untersuchten Bevölkerung lag bei mindestens 30 g Fisch pro Tag, das heißt, die geschätzte tägliche Zufuhr von Omega-3-Fettsäuren betrug mindestens 0,5 bis 0,6 g. 30 g Fisch pro Tag entspricht in etwa einer üblichen Fischmahlzeit pro Woche (ein 200 bis 250 g schwerer Seefisch).

Zusätzlich zu den epidemiologischen Beobachtungen zeigte sich in einer großangelegten Studie bei Patienten mit zurückliegendem Herzinfarkt, dass ein hochkonzentrierter täglicher „Cocktail" mit Omega-3-Fettsäuren das Sterblichkeitsrisiko um 20 Prozent senken kann. Die Omega-3-Fettsäuren wirkten dabei vor allem über eine Verhinderung des plötzlichen Herztods.

Omega-3-Fettsäuren wirken nicht nur als Schutzfaktoren gegen Arteriosklerose (Arterienverkalkung) und Herzinfarkt, sondern sie haben möglicherweise auch eine vorbeugende Wirkung bezüglich psychiatrischer Erkrankungen. Erklärt wird dies durch ihre Bedeutung für Aufbau und Lebensfähigkeit von Nervenzellen. Studien konnten zeigen, dass eine vermehrte Zufuhr von Omega-3-Fettsäuren vor Depressionen schützt. Des weiteren kann durch die Gabe von Eikosapentaensäure (EPA) zusätzlich zur Basistherapie unter Umständen (nur in Einzeluntersuchungen gezeigt) auch eine günstige Wirkung bei einer Depression erzielt werden. Schließlich scheint EPA auch bei der Schizophrenie wirksam zu sein.

Empfehlungen zur Zufuhr von Omega-3-Fettsäuren sind:

- Eine obere Grenze der Zufuhr von 3 Prozent der Nahrungsenergiemenge (Gesellschaften für Ernährung in Deutschland, Österreich und der Schweiz, D-A-CH 2000). Dies entspricht bei sich durchschnittlich bewegenden Erwachsenen zirka 7 bis 9 g an Omega-3-Fettsäuren pro Tag. Diese Menge wird sogar, wenn man täglich in der Woche normalgroße Fischmahlzeiten isst (etwa 100 bis 150 g Fisch pro Tag), nicht erreicht.
- Wer keinen Fisch mag, sollte Lebensmittel verzehren, die reich an Alpha-Linolensäure sind (s. oben).
- Trotz der zweifellos günstigen Wirkungen der Omega-3-Fettsäuren sollte man jedoch wissen, dass bei einem sehr hohen Konsum unter Umständen eine erhöhte Blutungsneigung bestehen kann.

Einige generelle Empfehlungen

Die generelle Empfehlung, den Fettkonsum einzuschränken, basiert auf den Ergebnissen zahlreicher epidemiologischer Studien. Es konnte wiederholt festgestellt werden, dass ein hoher Anteil insbesondere an gesättigten Fettsäuren in der Nahrung das Risiko für Arteriosklerose (Arterienverkalkung), Übergewicht und Dickdarmkrebs erhöht. Außerdem besteht Einigkeit darüber, dass eine Fettzufuhr von maximal 30 Prozent der Nahrungsenergie in Verbindung mit einer vollwertigen Ernährung und körperlicher Aktivität das Herzinfarktrisiko deutlich senken kann. Bei der Fettaufnahme ist nicht nur die obere Grenze von 30 Prozent entscheidend, sondern vor allem die Zusammensetzung der aufgenommenen Fette. Dabei wird von der D-A-CH (2000) Folgendes empfohlen:

- Der Anteil an gesättigten Fettsäuren („schlechtem" Fett) sollte maximal 10 Prozent der gesamten aufgenommenen Energiemenge betragen.
- Mehrfach ungesättigte Fettsäuren sollten 7 bis 10 Prozent ausmachen. Dabei sollte das Verhältnis Linolsäure (Omega-6-Fettsäure) zu Alpha-Linolensäure (Omega-3-Fettsäure) maximal 5 zu 1 betragen.
- Dieses Verhältnis erreicht man zum Beispiel wenn man Sonnenblumenöl bzw. Maiskeimöl, welche üblicherweise in der Küche

verwendet werden, mit etwa doppelt so viel Rapsöl kombiniert. Außerdem findet sich das Verhältnis 5 zu 1 etwa auch in Walnussöl.

- Einfach ungesättigte Fettsäuren, beispielsweise die Ölsäure aus dem Olivenöl, decken den Rest der Energiezufuhr ab (also in etwa 10 bis 15 Prozent).

Übrigens: 30 Prozent Fettanteil an der gesamten täglich zugeführten Energie entspricht bei durchschnittlicher körperlicher Betätigung in etwa 70 bis 90 g Fett (vor allem abhängig von Geschlecht und Alter). Diese Menge entspricht zum Beispiel in etwa 200 bis 250 g Käse oder Wurst mit hohem Fettanteil.

In der Praxis bedeuten diese Empfehlungen:

- Weniger gesättigte Fettsäuren (zum Beispiel wenig Wurst, Butter oder fettreiches Fleisch; nicht übermäßig viel fetthaltiger Käse; mehr an Magermilch und Milchprodukten) – nur maximal ein Drittel der täglichen Fettzufuhr
- Mehr hochwertige Pflanzenöle sowie 1- bis 2-mal pro Woche Fisch, vorzugsweise Seefische – ein Drittel der Fettzufuhr
- Abrunden mit Olivenöl – ein Drittel der Fettzufuhr
- Vorsicht vor versteckten Fetten wie in Wurst, Käse, Schokolade, Kuchen, Chips und Pommes Frites!

Übrigens, in den letzten Jahrzehnten hat der westliche Lebensstil auch in Grönland zunehmend Einzug gehalten. Urbanisierung und Globalisierung führten dazu, dass die Inuit weniger auf die Jagd gehen bzw. fischen und sich einen westlichen Ernährungsstil angeeignet haben. Im Gegensatz zur traditionellen Kost, die viel Fisch, Meeressäuger, Beeren und Pflanzen enthält und somit kohlenhydratarm, reich an Antioxidantien und mehrfach ungesättigten Fettsäuren ist, verzehren sie zunehmend eher eine typische „Wohlstandskost", die reich an Kohlenhydraten und gesättigten Fetten ist. Vervollständigt wird die „westliche" Lebensweise durch Alkohol und Zigaretten. Diese Umstellung hat dazu geführt, dass die Inuit auch zunehmend unter Wohlstandserkrankungen wie Übergewicht, hohen Triglyzeridwerten im Blut, Diabetes sowie Herz-Kreislauf-Erkrankungen leiden.

Die Deutsche Gesellschaft für Ernährung empfiehlt: Verzehren Sie nur gelegentlich Zucker und Lebensmittel bzw. Getränke, die mit verschiedenen Zuckerarten (zum Beispiel Glucosesirup) hergestellt wurden. Würzen Sie kreativ mit Kräutern und Gewürzen und wenig Salz. Bevorzugen Sie jodiertes Speisesalz.

Dass Süßigkeiten bzw. Zucker nicht gesund sein können, ist allgemein bekannt. Die Nachteile einer zuckerreichen Kost liegen auf der Hand:

- Zucker begünstigt die Entstehung von Karies.
- Zu viel Zucker verdrängt essentielle Nährstoffe vom Speiseplan.
- Zu viel Zucker trägt bei wenig Bewegung zum Übergewicht bei.

Warum soll jedoch weniger gesalzen werden? Ein wichtiger Grund hierfür ist der Zusammenhang zwischen Kochsalz und Bluthochdruck.

Kochsalz und Bluthochdruck

Schon Anfang des 20. Jahrhunderts wurde Patienten mit zu hohem Blutdruck eine kochsalzarme Ernährung verordnet. Dabei konnte beobachtet werden, dass nicht alle Betroffenen auf eine salzarme Kost mit einer Blutdrucksenkung reagierten. Heute ist bekannt, dass sich bei etwa 40 bis 60 Prozent aller Hypertoniker (Menschen mit Bluthochdruck) der Blutdruck durch eine eingeschränkte Kochsalzaufnahme bis zu einem bestimmten Grad senken lässt. Diese Personen werden als salzempfindlich oder salzsensitiv bezeichnet. Auch bei Personen mit normalem Blutdruck lässt sich diese Salzsensitivität nachweisen.

Bis heute ist jedoch noch nicht eindeutig geklärt, welche Faktoren dazu führen, ob jemand salzempfindlich ist oder nicht. Wahrscheinlich hängt dies vor allem von der genetischen Veranlagung ab, aber auch Umwelteinflüsse wie Stress, Zusammensetzung der Kost und Ausmaß der Bewegung spielen eine Rolle. Interessant ist, dass bei vielen Naturvölkern in Südamerika, Afrika, im Pazifik und der Arktis, die sich kochsalzarm ernähren, der Anteil an Hypertonikern – im Vergleich zu Menschen, die sich kochsalzreich ernähren wie beispielsweise Japaner und Deutsche – niedrig ist. Ein markantes Beispiel sind die Yanomamo-Indianer, die an der Grenze zwischen Venezuela und Brasilien leben. Diese Menschen weisen eine extrem niedrige Kochsalzzufuhr von weniger als 1 g pro Tag auf. Im Alter von 50 Jahren haben die Männer – trotz ständigem Stress durch eine aggressive Lebensweise – einen für das Alter ungewöhnlich niedrigen Blutdruck von etwa 100 zu 60 mmHg.

Dass Kochsalz ursächlich bei der Entstehung des Bluthochdrucks beteiligt ist, wird außerdem durch Studien bei Migranten erhärtet. In einer Studie, die kenianische Farmer untersuchte, die auf dem Land eine salzarme und kaliumreiche Kost verzehrten (diese senkt den Blutdruck), konnte gezeigt werden, dass nach der Migration einzelner Farmer in die Stadt und deren Anpassung an einen westlichen Ernährungsstil mit viel Kochsalz der Blutdruck innerhalb von einigen Monaten deutlich anstieg.

Unsere Vorfahren aßen über Millionen von Jahren eine Kost, die einen Kochsalzgehalt von weniger als einem Gramm pro Tag aufwies. Vor etwa 5 000 bis 10 000 Jahren wurde begonnen, der Nahrung Kochsalz zuzufügen. Der Kochsalzbedarf des Menschen liegt bei 2 bis 3 g pro Tag. Deutsche nehmen jedoch durchschnittlich zwischen 10 und 12 g täglich an Kochsalz zu. Günstig wären Zufuhrmengen von 6 g pro Tag. Diese Empfehlung sollten vor allem Hypertoniker befolgen.

Nur in Situationen eines hohen Kochsalzverlustes durch starkes Schwitzen oder tagelangen Durchfall empfiehlt es sich, vorübergehend mehr als 6 g Kochsalz zuzuführen.

Für eine allgemeine Empfehlung, den Kochsalzkonsum auch bei Gesunden mit normalen Blutdruckwerten (unter 130 zu 85 mmHg) auf 6 g zu reduzieren, gibt es derzeit keinen zwingenden Grund. Jedoch scheint eine niedrige Kochsalzzufuhr vor allem bei Menschen, die durch genetische Veranlagung ein erhöhtes Risiko für Hypertonie haben, vor Bluthochdruck zu schützen. Außerdem ist bei Hypertonikern eine hohe Aufnahme von Natrium nicht nur ungünstig, sondern erhöht auch die Ausscheidung von Calcium in der Niere. Eine Menge von etwa 2 bis 2,5 g Natrium (diese Menge steckt in zirka 5 bis 6 g Kochsalz) bewirkt einen Verlust von 30 bis 40 mg Calcium über die Nieren. Wird mehr Kochsalz verzehrt, geht auch dementsprechend mehr Calcium verloren. Studien konnten zeigen, dass Frauen in der Menopause mit erhöhtem Kochsalzkonsum auch höhere Raten an Knochenabbau aufwiesen. Die Kombination einer geringen Calcium- und hohen Kochsalzzufuhr erhöht deutlich das Risiko einer Osteoporose im Alter.

Die Reduktion der Kochsalzzufuhr ist nicht schwierig. Man muss erstens nur wissen, in welchen Nahrungsmitteln viel Kochsalz enthalten ist, und außerdem zweitens wenige, kleine Umstellungen bei den Essgewohnheiten vornehmen.

Kochsalzreiche Lebensmittel sind zum Beispiel:

- Pökelwaren
- Wurst
- Schinken
- Bestimmte Käsesorten
- Fertiggerichte
- Salzgebäck, gesalzene Nüsse
- Tomatenketchup
- Bismarckhering, Matjeshering
- Lachsersatz

Einfache Tipps zur Reduktion des Kochsalzverzehrs sind:

- Weglassen von Kochsalz bei Tisch
- Zum Würzen Kräuter und Gewürze statt Kochsalz verwenden
- Verzehr von frischem Obst, Gemüse, Kartoffeln und geringen Mengen an Fleisch und Wurst
- Keine bzw. selten Fertigprodukte verzehren

Wichtig: Da in Mitteleuropa die Jodzufuhr vor allem über jodiertes Kochsalz erfolgt, muss bei einer Reduktion der Kochsalzzufuhr (besonders unter 6 g pro Tag) unbedingt auf eine ausreichende Zufuhr von Jod über andere Quellen (vor allem Seefische) geachtet werden.

Trinken Sie genug?   8

Ohne Sauerstoff und Licht ist Leben möglich, ohne Wasser jedoch undenkbar. Menschen können ohne Nahrung bis zu 50 Tage, ohne Wasser jedoch nur ein paar Tage überleben. Wasser hat im Körper verschiedene Funktionen. Es dient als Lösungsmittel für alle Nährstoffe in den Flüssigkeitsräumen des Körpers. Es ist essentiell für den Transport von Nährstoffen und Sauerstoff im Blut, die Aufrechterhaltung des Blutvolumens und damit des Blutdrucks, den Abtransport und die Ausscheidung von Stoffwechselendprodukten in der Niere sowie für die Befeuchtung der Atemwege und Atemluft. Schließlich wird durch das Wasser bzw. das Blut der Hauptteil der Wärme, die hauptsächlich im Körperinneren entsteht, nach außen in die Körperschale – das sind die Gewebsschichten unter der Haut – abtransportiert, von wo sie dann über verschiedene Mechanismen an die Umgebung abgegeben werden kann. Dies wird weiter unten genauer erläutert.

Der Mensch besteht zum überwiegenden Teil aus Wasser. Bei einem Erwachsenen bestehen im Durchschnitt 60 Prozent des Körpergewichts aus Wasser, bei Säuglingen sind es sogar 70 Prozent. Das Wasser verteilt sich auf den intrazellulären Raum, das heißt die Flüssigkeit in den Zellen (zirka 40 Prozent des Körpergewichts), und den extrazellulären Raum (zirka 20 Prozent des Körpergewichts), welcher die Flüssigkeit, die die Zellen umspült, und die Blutflüssigkeit einschließt.

Die Wasserbilanz des Menschen (Wasserzufuhr – Wasserabgabe) wird von Tag zu Tag über verschiedene Mechanismen relativ konstant gehalten (s. Tabelle 1). Dadurch wird eine Austrocknung (Dehydratation) bzw. Überwässerung (Hyperhydratation) des Organismus verhindert. An der Regulation des Wasserhaushaltes sind verschiedene Systeme beteiligt. Dazu gehören gewisse Hormone, die in der Niere wirken und dort je nach Hydratationszustand, also dem Wassergehalt des Körpers, die Wasserausscheidung fördern bzw. hemmen.

Eines der wichtigsten ist das antidiuretische (= gegen die Harnausscheidung) Hormon, welches der Wasserausscheidung in der Niere entgegenwirkt. Alkohol beispielsweise wirkt entwässernd, indem er die Ausschüttung dieses Hormons hemmt. Die Nieren selber wiederum verfügen über eigene Mechanismen bzw. passen sie im Zusammenspiel mit Hormonen die Wasser- und Teilchenmenge (Osmolarität) im Harn den Bedürfnissen des Körpers an. Schließlich wird der Mensch durch das Durstgefühl, welches in bestimmten Arealen im Gehirn ausgelöst wird, aufgefordert, Flüssigkeit aufzunehmen.

Der Wassergehalt des Körpers wird registriert erstens über die

Messung der Osmolarität, das ist die gelöste Menge an Teilchen (Elektrolyte und andere Nährstoffe) pro Liter, und zweitens über den Füllungszustand der Gefäße. Bei hoher Osmolarität, also bei zu vielen Teilchen und zu wenig Wasser – beispielsweise wenn man zu wenig getrunken hat bzw. bei Verminderung des Blutvolumens –, wird Durstgefühl ausgelöst und die Wasserausscheidung in der Niere eingeschränkt, das heißt, der Harn wird dunkler.

Eine zentrale Rolle spielt das Wasser bei der Wärmeabgabe. Beim Stoffwechsel entsteht ständig Wärme, die nach außen abgeführt werden muss. Zu diesem Zweck wird die Wärme über das Blut zur Körperschale transportiert und gelangt von dort über 1. Konvektion (das ist eine Form der Wärmeübertragung durch den Transport von Teilchen, die ihre kinetische Energie mitführen), 2. Strahlung sowie 3. unmerkliche und sichtbare Wasserverdunstung (Schweiß) an die Umgebung. Bei letzterem handelt es sich um Wasser, das durch die Haut nach außen dringt und dann verdunstet. Die Wärmeabgabe erfolgt dabei nur dann, wenn Wasser vom flüssigen in den gasförmigen Zustand übergeht. Abtropfender Schweiß, zum Beispiel bei sehr warmer Umgebungsluft und Luftfeuchtigkeit, bewirkt keine Wärmeabgabe!

Auch über die ausgeatmete Luft wird Wasser abgegeben, da die eingeatmete Luft, sofern sie nicht zu 100 Prozent mit Wasserdampf gesättigt ist, mit Wasserdampf befeuchtet wird. Als komplett befeuchtete Luft verlässt sie dann beim Ausatmen die Lunge.

Aufnahme/Tag woher (ml/d)		Abgabe/Tag wodurch (ml/d)	
Flüssigkeit	1 500	Urin	1 500
Feste Nahrung	750	Wasserverdunstung über Haut und Atemwege	750
Körpereigene Bildung	250	Stuhl	150
		Schweiß	100
Gesamt	2 500	Gesamt	2 500

Tabelle 1. Flüssigkeitsbilanz des Menschen (idealisierte Zahlen)

Ein adäquater Wassergehalt des Körpers senkt das Risiko für Krankheiten

Anlehnend an verschiedene Studien kann angenommen werden, dass bereits ein geringfügiger Wassermangel (= milde Dehydratation) das Risiko für gewisse Krankheiten erhöht. Eine adäquate Hydratation senkt vor allem das Risiko für Harnsteine, aber verhindert auch in zweiter Linie Obstipation (Verstopfung), Asthmaattacken während körperlicher Betätigung sowie Verschlechterung eines Diabetes. Weitere Krankheiten, für die unter Umständen ein geringeres Risiko besteht, sind Venenthrombosen, Harnwegsinfekte sowie Schlaganfälle.

Was sind akute Symptome einer Dehydratation?

Ein Wassermangel von 1 bis etwa 2,5 Prozent der Körpermasse (bei einem 70 kg schweren Mann entspricht das 0,7 bis 1,75 Liter) wird noch relativ gut toleriert, führt jedoch zu einer verminderten Leistungsfähigkeit (s. Kapitel 27 über Getränke beim Sport). Eine Dehydratation von mehr als 3 Prozent der Körpermasse hingegen kann bereits zu einer deutlichen geistigen Beeinträchtigung sowie höherer Herzfrequenz, Kopfschmerzen, Müdigkeit, verminderter Aufmerksamkeit und – so das Ergebnis einiger weniger Untersuchungen – auch zu gestörten Funktionen des Kurzzeitgedächtnisses führen. Ein noch höherer Wassermangel hat deutliche neurologische Störungen zur Folge, unter Umständen Erhöhung der Körperkerntemperatur sowie in dramatischeren Fällen Verwirrtheit, Koma und Tod.

Was und wie viel sollte man trinken?

Der Richtwert für die tägliche Wasserzufuhr bei Erwachsenen liegt bei etwa 1,5 Liter pro Tag. Empfehlenswert sind jedoch höhere Trinkmengen von 2 bis 3 Litern täglich. Bedacht werden sollte, dass wir Wasser nicht nur über Getränke zuführen, sondern auch über die Nahrung. Dabei variiert der Wassergehalt von Lebensmitteln enorm. Eine Wassermelone etwa hat einen Wassergehalt von 90 bis 95 g pro 100 g verzehrbarer Frucht, wohingegen er bei Nüssen zwischen 3 bis 6 g liegt.

Trinken sollte man vor allem ungesüßte, nicht-kalorienhaltige Getränke, das sind hauptsächlich Leitungswasser, Mineralwässer sowie ungesüßte Früchte- und Kräutertees. Bei Mineralwässern sind vor allem diejenigen zu empfehlen, die einen höheren Gehalt an Magnesium und Calcium, den wichtigsten Mineralstoffen in Mineralwässern, aufweisen. Gut sind daher Mineralwässer mit einem Gehalt von mehr als 30 mg Magnesium pro Liter und/oder von mehr als 100 mg Calcium pro Liter. Mit einem Liter Mineralwasser würde man in diesem Fall täglich mindestens 10 Prozent der empfohlenen Zufuhrmengen für diese beiden Nährstoffe aufnehmen.

Darf Kaffee auch zu den empfohlenen Trinkmengen dazugezählt werden?

Lange Zeit galt Kaffee als Flüssigkeitsräuber, und in vielen Wiener Kaffeehäusern wird Kaffee immer noch traditionellerweise mit einem Glas Wasser serviert. Unbestritten ist, dass im Kaffee enthaltenes Koffein harntreibend wirkt. Laut neueren Berichten fällt dieser Effekt bei regelmäßigem Kaffeekonsum jedoch nur relativ gering aus, und der Flüssigkeitsverlust wird normalerweise innerhalb eines Tages durch Regulationsmechanismen wieder ausgeglichen.

Dies zeigte beispielsweise eine Untersuchung bei gesunden, männlichen Freiwilligen, die über einige Tage entweder kein oder hohe Mengen an Koffein konsumierten. Dabei ergab sich zum Ende der Studie kein nennenswerter Unterschied bezüglich der ausgeschiedenen Harnmenge und des Flüssigkeitsverlusts zwischen der „Koffeingruppe" und koffeinabstinenten Gruppe. Zu ähnlichen Ergebnissen kam auch eine andere Untersuchung, in der Versuchspersonen koffeinfreie oder koffeinhaltige Getränke wie Kaffee oder Cola tranken. Dabei zeigte sich, dass die Harnmengen der Koffeinkonsumenten und -enthaltsamen ähnlich groß waren. Außerdem fand sich kein Hinweis für einen Flüssigkeitsverlust des Körpers 24 Stunden nach dem Trinken der koffeinhaltigen Getränke.

Allerdings: Kaffee wirkt sich in hohen Mengen unter Umständen potentiell nachteilig auf den Fettstoffwechsel, das Herz- und Kreislaufsystem sowie die Psyche aus (s. Kapitel 25) und reizt außerdem bei empfindlichen Menschen den Magen. Er ist und bleibt ein Genussmittel und sollte daher nicht Leitungs- und Mineralwässer als Flüssigkeitsquelle bzw. Durstlöscher ersetzen.

Kurioses zum Schluss

Führt mehr Trinken zum Fettverlust? Steigert die alleinige Wasseraufnahme den Energieverbrauch? Diesen Fragen sind deutsche Wissenschaftler aus Berlin nachgegangen. Zu diesem Zweck tranken 14 gesunde Versuchspersonen jeweils 500 ml Wasser. Vorher und nachher wurde bei ihnen der Energieverbrauch gemessen. Dabei zeigte sich, dass die Wasserzufuhr zu einer Erhöhung des Energieverbrauchs um etwa 100 Kilojoule führte. Des weiteren war kühleres Wasser (Zimmertemperatur) effektiver als körperwarmes Wasser. Als Mechanismen für diese Effekte wird vor allem eine Aktivierung des sympathischen Nervensystems, welches bekanntermaßen den Energieverbrauch ankurbelt, angenommen.

Fazit:
- Ein guter Wassergehalt des Körpers schützt vor Krankheiten und ist die Basis für eine gute körperliche und geistige Leistungsfähigkeit.
- Trinken Sie mindestens 1,5 bis 2 Liter Wasser, Mineralwässer, ungesüßte Kräuter- und Früchtetees pro Tag. Bei Sport und vermehrter körperlicher Aktivität steigt der Flüssigkeitsbedarf!
- Vertrauen Sie nicht immer auf den Durst – am besten, Trinkflasche bei sich tragen oder in Reichweite platzieren

9 Schmackhafte und schonende Zubereitung – für ein Mehr an aktiven Vitaminen

Viele lebensnotwendige Inhaltsstoffe, hier vor allem die Vitamine, sind empfindlich gegenüber Luftsauerstoff, Licht und Hitze, was bedeutet, dass sie durch eine falsche Lagerung und unsachgemäße Zubereitung zerstört werden können. Unter den Vitaminen sind besonders die fettlöslichen Vitamine A, D, E sowie Vitamin C, Beta-Karotin und Folsäure empfindlich. Frische Lebensmittel wie etwa Obst und Gemüse sollte man daher dunkel und kühl lagern und bei der Zubereitung gewisse Tipps befolgen.

Einfluss der Lagerung
Vitamine in Lebensmitteln werden in kühler Umgebung langsamer abgebaut. In einer Studie wurden zum Beispiel die Verluste für Vita-

min C in rohen Blatt-, Stengel- und Fruchtgemüsen untersucht. Dabei zeigt sich bei einer Temperatur von 10 bis 15 Grad Celsius, also typischen Kellerbedingungen, ein mittlerer Verlust von 12 Prozent pro Tag. Im Gegensatz dazu betrug der tägliche Verlust an Vitamin C in diesen Gemüsesorten bei einer Kühlraumtemperatur von 0 bis 2 Grad Celsius nur 5,6 Prozent pro Tag. Zusätzlich konnte durch eine luftdichte Verpackung eine noch bessere Konservierung erzielt werden. Am besten bleiben Vitamine durch Tiefgefrieren erhalten. Eine Mindestkälte von minus 18 bis minus 20 Grad Celsius ist jedoch dazu erforderlich. Zum Beispiel lagen bei diesen Temperaturen die Verluste für Vitamin C in verschiedenen Gemüsesorten in einem Bereich zwischen 3 bis 17 Prozent *pro Monat*! Dabei waren die höchsten Verluste bei nichtblanchiertem Gemüse festzustellen.

Lebensmittel werden üblicherweise im Kühlschrank aufbewahrt. Haushaltskühlschränke weisen verschiedene Temperaturzonen auf. Oben ist es am wärmsten, dort können beispielsweise gekochte Speisen gelagert werden. Am kältesten ist es mit etwa 2 bis 4 Grad Celsius unten auf der Glasplatte über den Gemüsefächern. Hier können leicht verderbliche Lebensmittel wie Fleisch und Wurst platziert werden. Die Schubfächer ganz unten sind nach oben abgeschlossen und weisen daher mit 6 bis 8 Grad Celsius eine höhere Temperatur auf und sind für Obst und Gemüse geeignet.

Einfluss der Zubereitung

Die Speisen sollten nach dem Waschen, wenn möglich, grob zerkleinert sofort verarbeitet werden. Allzu starkes Zerkleinern von Obst und Gemüse führt zum Austritt von Gewebesaft aus den verletzten Pflanzenzellen. Dabei gehen Vitamine verloren. Außerdem werden durch mechanische Prozesse Enzyme aktiviert, welche die Vitamine abbauen. Durch Beträufelung mit etwas Zitronensaft oder Essig können Vitaminverluste oder Vitaminveränderungen nach mechanischer Zerkleinerung (Schneiden, Raspeln etc.) verringert werden. Vitaminverluste in frisch zerkleinertem Gemüse können außerdem durch Aufbewahren in luftdicht verschlossenen Behältern im Kühlschrank minimiert werden. Schälen von Obst sollte außerdem tunlichst vermieden werden, da ein großer Teil der gesundheitsfördernden Substanzen in der Schale und dicht darunter liegt.

Es ist ratsam, nicht mit zu viel Wasser zu kochen. Beim Kochen von Speisen werden nämlich wasserlösliche Vitamine ins Kochwasser ausgelaugt und gehen daher verloren, wenn nicht auch das Kochwasser verzehrt wird. Bei Gemüse empfiehlt sich grundsätzlich das schonende Garen, etwa durch Dünsten mit wenig Wasser, Fett und Salz. Die jeweiligen Speisen sollten, wenn möglich, auch bei relativ niedrigen Temperaturen, möglichst kurz (zum Beispiel durch Verwenden eines Druckkochtopfs) gegart werden. Das erhält den natürlichen Geschmack, schont die Nährstoffe und verhindert die Entstehung schädlicher Verbindungen. Wichtig ist auch, dass der Deckel beim Garen gut schließt, damit das Wasser ständig kondensieren und abtropfen kann. Das lange Warmhalten einer zubereiteten Speise sollte auch vermieden werden. Lieber gekochte Speisen in den Kühlschrank geben und bei Bedarf wieder aufwärmen.

10 Gewichtskontrolle und regelmäßige Bewegung als Schlüssel zu einer Topleistungsfähigkeit

Ein normales Körpergewicht ist für die Erhaltung der Gesundheit sehr wichtig, das ist allgemein bekannt. Sowohl Untergewicht als auch Übergewicht gehen mit einem erhöhten Risiko für verschiedene Krankheiten einher. Übergewicht ist definiert als ein Body-Mass-Index (BMI) von größer als 25 oder gleich 25 kg/m^2. Der BMI berechnet sich durch: Körpergewicht in Kilogramm geteilt durch die Körpergröße zum Quadrat (s. auch Teil IV, „Über den Zusammenhang von Hunger, Sättigung und Übergewicht"). Je höher der BMI, desto höher das Risiko für Begleiterkrankungen. Diese sind vor allem Diabetes mellitus Typ II, auch Alters- oder Wohlstandsdiabetes genannt, Fettstoffwechselstörungen, Bluthochdruck, Gallensteine, Störungen des Bewegungsapparates sowie Herzinfarkt und Schlaganfall.

Neben dem Ausmaß des Übergewichts bestimmt auch das Fettverteilungsmuster das Gesundheitsrisiko. Vor allem hängt eine hohe Fettmasse am Körperstamm (Stichwort „Bierbauch") mit einem höheren Risiko für Herz-Kreislauf-Erkrankungen zusammen. Diese wird ganz einfach durch Messung des Taillenumfangs mittels Maßband bestimmt. Bei einem Taillenumfang von 102 cm oder mehr bei Männern bzw. 88 cm oder mehr bei Frauen liegt ein deutlich erhöhtes Risiko für Herz-Kreislauf-Erkrankungen und Diabetes vor. Den Taillenumfang kann jeder bei sich selber messen (Mitte zwischen Oberrand des Beckens und unterster Rippe).

Ein paar Grundlagen zur Energie

Die wissenschaftlich korrekte Maßeinheit für Energie ist eigentlich das Kilojoule (kJ). Jedoch wird im täglichen Leben immer noch die Kilokalorie (kcal) verwendet. Ein Kilokalorie entspricht zirka 4,2 Kilojoule.

Für die Gewinnung von Energie im Körper sind Kohlenhydrate, Fette und Eiweiß notwendig. Ferner entsteht auch durch den Abbau („Verbrennung") von Alkohol viel Energie.

Wie viel Energie wird beim Verbrennen dieser Nährstoffe frei? Wie viel also beträgt der so genannte „Brennwert" der Nährstoffe?

- Fett liefert 39,1 Kilojoule (9,3 Kilokalorien) pro Gramm Fett
- Kohlenhydrate liefern im Mittel 17,2 Kilojoule (4,1 Kilokalorien) pro Gramm Kohlenhydrat
- Proteine liefern 17,2 Kilojoule (4,1 Kilokalorien) pro Gramm Protein
- Trinkalkohol liefert 29,8 Kilojoule (7,1 Kilokalorien) pro Gramm Alkohol

Fett liefert also am meisten Energie, und ein Zuviel an Fett durch die Nahrung wird nicht verwendet, sondern gespeichert. Auch der Alkohol hat einen hohen Energiegehalt, so dass Menschen, die abnehmen wollen, auf diese „Kalorienbombe" lieber verzichten sollten.

Energiebedarf des Menschen

Ein Erwachsener verbraucht bzw. setzt pro Tag etwa 10 000 Kilojoule (zirka 2 400 Kilokalorien) um. Der Verbrauch ist vor allem abhängig vom Geschlecht (Frauen setzen weniger um als Männer), Alter (Ältere weniger als Jüngere) und logischerweise auch von der körperlichen Aktivität. Der Energieverbrauch bzw. -bedarf eines Menschen setzt sich prinzipiell zusammen aus dem Grundumsatz, der so genannten nahrungsinduzierten Thermogenese und vor allem dem Bedarf für körperliche Aktivität (Arbeits- bzw. Leistungsumsatz).

Unter dem Grundumsatz versteht man den Energieumsatz unter strikten Ruhebedingungen. Er soll 12 bis 14 Stunden nach der letzten Mahlzeit, im Liegen, bei völliger körperlicher Ruhe und unter thermoneutralen Bedingungen (27 bis 31 Grad Celsius in unmittelbarer Körperumgebung) gemessen werden. Der Grundumsatz deckt den Energiebedarf aller inneren Organe, wie etwa Herz, Leber, Nieren und Gehirn. Auch die Skelettmuskulatur, selbst wenn sie nicht aktiv ist, verbraucht Energie. Der geringste Energieverbrauch erfolgt im Fettgewebe. Aus diesem Grund haben Frauen, die einen relativ höheren Fettanteil als Männer aufweisen, einen geringeren Grundumsatz.

Die nahrungsinduzierte Thermogenese, auch als thermogene oder spezifisch-dynamische Wirkung der Nahrung bezeichnet, entspricht der Steigerung des Energieumsatzes nach der Nahrungsaufnahme. Dabei erhöhen sich nach dem Essen Körpertemperatur und Wärmeabgabe an die Umgebung. Diese Steigerung beruht vor allem darauf, dass für Verdauung, Resorption und Transport der Nährstoffe Energie benötigt wird. Die nahrungsinduzierte Thermogenese ist geschlechts- und altersunabhängig und hängt nur von Art und Menge der aufgenommenen Nahrung ab. Sie macht 8 bis 15 Prozent des täglichen Energieumsatzes aus und entspricht 2 bis 4 Prozent der mit Fett, 4 bis 7 Prozent der mit Kohlenhydraten und 18 bis 25 Prozent der mit Eiweiß aufgenommenen Energiemenge. Aus diesem Grund übrigens wärmt uns eine eiweißreiche Mahlzeit auf.

Der Energieumsatz kann mittels der Messung der Sauerstoffaufnahme und der Kohlendioxidabgabe in der Lunge bestimmt werden (so genannte indirekte Kalorimetrie). Abgeschätzt werden kann der Energieumsatz durch Verwendung von Formeln. Näherungsweise beträgt der Grundumsatz bei normalgewichtigen Personen (BMI unter 25) ungefähr 1 Kilokalorie pro Kilogramm Körpergewicht pro Stunde, das heißt, bei einem 80 kg schweren Mann sind das 1 920 Kilokalorien pro Tag (80 mal 24 = 1 920).

Zum Grundumsatz kommt noch der tägliche Mehrbedarf an Energie dazu, der durch die beruflichen und sonstigen Tätigkeiten des Alltags verbraucht wird. Dieser Umsatz wird auch Leistungsumsatz genannt. Dabei hängt der zusätzliche Energiebedarf von der Art der körperlichen Betätigung ab:

- Bei einer leichten Tätigkeit („Schreibtischtätigkeit") kommen noch etwa 20 bis 50 Prozent des Grundumsatzes hinzu, das heißt, insgesamt beträgt in diesem Fall der Gesamtenergieumsatz das 1,2- bis 1,5-fache des Grundumsatzes. Diese 1,2 bis 1,5 werden auch als „Physical Activity Level" (PAL) oder Ausmaß der körperlichen Aktivität bezeichnet.
- Bei einer mittelschweren körperlichen Tätigkeit über den Tag verteilt wie etwa Hausarbeiten beträgt der Gesamtenergieumsatz ungefähr das Anderthalbfache bis Doppelte des Grundumsatzes, das heißt, der PAL beträgt in diesem Fall 1,5 bis 2.
- Bei schwerer körperlicher Tätigkeit wie etwa der von Bauarbeitern kann der PAL bis zu 3 betragen.

Wie viel Energie wird überhaupt bei verschiedenen körperlichen Aktivitäten verbraucht?

Der Leistungsumsatz, das heißt wie viel Energie während körperlicher Leistungen umgesetzt oder verbraucht wird, wird häufig in MET („metabolisches Äquivalent" oder „metabolische Einheit") angegeben: 1 MET entspricht vereinfacht einem Energieverbrauch von etwa 1 Kilokalorie pro Kilogramm Körpergewicht pro Stunde, was ungefähr gleichzusetzen ist mit dem Energieumsatz in Ruhe. Tabelle 2 zeigt einige Beispiele für den Energieverbrauch während verschiedener Tätigkeiten.

Zwei praktische Beispiele für die Abschätzung des Energieumsatzes:
Nehmen wir an, eine 60 kg schwere Frau geht eine Stunde Joggen mit einer Laufgeschwindigkeit von 9 km pro Stunde. Das bedeutet, dass sie in dieser Stunde gemäß obiger Tabelle 10 (MET) mal 60 (kg) mal 1 (Stunde) = 600 Kilokalorien verbraucht, also umgesetzt, hat.
Und jetzt wird es ein wenig komplizierter. Nehmen wir jetzt an, dass diese Frau in 24 Stunden folgenden Tätigkeiten nachgeht:

Aktivität	Energieverbrauch (in METs)
Im Sitzen sprechen und lesen	1 – 1,5
Aktivitäten im Haushalt	1,5 – 2,5
Büroarbeit	1,5 – 2,5
Spazieren gehen (4,5 km/h)	3,5
Langsam Rad fahren	4 – 6
Tanzen	5 – 7
Wandern	7 – 9
Fußball, Basketball	8 – 9
Laufen (9 km/h)	10
Laufen (12 km/h)	13,5
Laufen (15 km/h)	16

Tabelle 2. Energieverbrauch bei verschiedenen körperlichen Tätigkeiten.

10 Stunden Schlafen (Schlafen entspricht 1 MET pro Stunde): also 1 mal 60 (kg) mal 10 (Stunden) = 600 Kilokalorien;

8 Stunden Computerarbeit (entspricht etwa 1,5 MET pro Stunde): also 1,5 mal 60 (kg) mal 8 (Stunden) = 720 Kilokalorien;

2 Stunden Küchenarbeit (entspricht etwa 2 MET pro Stunde): also 2 mal 60 (kg) mal 2 (Stunden) = 240 Kilokalorien;

1 Stunde Tanzen (entspricht etwa 6 MET pro Stunde): also 6 mal 60 (kg) mal 1 (Stunde) = 360 Kilokalorien;

3 Stunden Sitzen, Fernsehen (entspricht etwa 1,2 MET pro Stunde): also 1,2 mal 60 (kg) mal 3 (Stunden) = 216 Kilokalorien.

Insgesamt beträgt der Energieumsatz unserer Beispielsfrau an diesem Tag rund 2 100 Kilokalorien oder 9 000 Kilojoule.

Diese Kalorienmenge entspricht in etwa 230 g Fett (2 100 Kilokalorien geteilt durch 9,3 Kilokalorien pro Gramm) oder 510 g Kohlenhydrate (2 100 Kilokalorien geteilt durch 4,1 Kilokalorien pro Gramm) in der Theorie, denn in der Praxis essen wir ja nicht nur Fett oder Kohlenhydrate. Das heißt, bei Aufnahme dieser Kalorienmenge pro Tag ist die Bilanz von Energiezufuhr und Energieverbrauch ausgeglichen – mit der Folge, dass das Körpergewicht stabil bleibt.

Aber: Jede aufgenommene, jedoch nicht verbrauchte Kalorie wird als Fett gespeichert! Hätte unsere Beispielsfrau statt 230 g Fett an diesem Tag 300 g aufgenommen, wären davon ungefähr 70 g gespeichert worden.

Um das zu verdeutlichen ein weiteres Beispiel aus dem täglichen Leben:

Eine junge, 60 kg schwere Frau beginnt am 1. Januar, täglich beim Mittagessen statt Wasser einen halben Liter zuckerhaltigen Softdrink zu trinken. Dieser enthält um die 100 g Zucker pro Liter. Da Zucker einen Brennwert von 4,1 Kilokalorien pro Gramm besitzt, bedeutet dies eine zusätzliche Aufnahme von etwa 200 Kilokalorien (50 g mal 4,1) pro Tag. Gesetzt jetzt den Fall, dass sie an ihrer Lebensführung, also körperlichen Aktivitäten und Ernährung, nichts ändert, wird sie rechtzeitig zur Bikinisaison am 1. Juli 36 000 Kilokalorien mehr aufgenommen haben, nämlich 180 (Tage) mal 200 Kilokalorien = 36 000. Diese Kalorienzahl entspricht in etwa einer eingelagerten Fettmenge von 36 000 geteilt durch 9,3 (Brennwert für Fett) macht ungefähr 4 000 g oder 4 kg.

Um diese Kilos wieder loszuwerden, müsste sie zwei Monate eine energiereduzierte Kost essen, das heißt täglich etwa 500 bis 700 Kilokalorien weniger, als sie verbraucht. Durch Bewegung allein wird sie diese 4 kg nicht so leicht los. Dazu müsste sie sich schon sehr anstrengen und gemäß Tabelle 2 beispielsweise 240 Stunden im zügigen Tempo spazieren gehen (für das reine Spazierengehen werden 2,5 MET herangezogen, also 3,5 MET minus 1 MET für den Grundumsatz).

Jedoch unterstützt eine regelmäßige (3-mal die Woche mindestens 30 Minuten) vermehrte körperliche Tätigkeit die Gewichtsabnahme und trägt vor allem zur Gewichtserhaltung bei. Das heißt, dass viel körperliche Aktivität nach einer Diätphase wichtig ist, um das Gewicht zu stabilisieren! Erwähnenswert ist, dass eine Steigerung der Alltagsaktivität einen ähnlich günstigen Effekt auf die Beibehaltung des Gewichts hat wie sportliche Betätigung. Praktisch bedeutet dies zum Beispiel:

- Benutzen Sie nicht den Lift, sondern steigen Sie Treppen.
- Steigen Sie nicht immer ins Auto, sondern gehen sie auch zu Fuß.

Empfohlene Sportarten sind etwa Radfahren, Joggen, Nordic Walking, Schwimmen, Langlaufen oder auch Gymnastik.

11 Sich Zeit fürs Essen nehmen – der Einfluss von Stress

Anlehnend an die Empfehlungen der Deutschen Gesellschaft für Ernährung (DGE) ist es wichtig, sich Zeit beim Essen zu nehmen. Das ist angenehm, regt an, vielseitig zuzugreifen, und fördert das Sättigungsempfinden. Vor allem in zahlreichen Spielfilmen wird exemplarisch vorgeführt, wie man idealerweise essen sollte – an einem schön gedeckten Tisch mit Freunden, in der Familie oder unter Kollegen ohne Zeitdruck und Störfaktoren wie etwa Fernsehen. Die Realität sieht jedoch anders aus. Da beginnt der Tag mit einem hektischen Frühstück im Stehen, das Mittagessen wird entweder am Computer oder unter Zeitdruck in der Kantine eingenommen, und das Abendessen gleicht eher einer Nebenbeschäftigung vor der Flimmerkiste.

Chronischer Stress führt nicht nur zu physiologischen Veränderungen wie Erhöhung des Blutdrucks oder vermehrter Ausschüttung von Stresshormonen, was langfristig zu Krankheiten führen kann. Stress verändert auch das Ernährungsverhalten. Dabei zeigten tierexperimentelle Studien, dass es unter Einfluss von Stress sowohl zu vermehrter als auch verminderter Essbereitschaft kommt. Beim Menschen führt eine erhöhte berufliche Stressbelastung zu einer vermehrten Energiezufuhr. Studenten, die wegen einer Prüfung ängstlich waren, zeigten eine ungewöhnlich gesteigerte Nahrungsaufnahme. Andere Untersuchungen, die Menschen unter extremer Stressbelastung beobachteten, beschrieben jedoch auch gegenteilige Effekte auf das Essverhalten: Es kam zu deutlich vermindertem Appetit und reduzierter Energieaufnahme. Aus diesen Studien kann geschlossen werden, dass wahrscheinlich die Art und Intensität des Stressauslösers sowie subjektive Unterschiede das Essverhalten entscheidend beeinflussen.

Noch wenig untersucht wurde bisher, welche Speisen Menschen unter Stresssituationen bevorzugen. In einer US-amerikanischen Studie wurde dieser Frage nachgegangen. An der Untersuchung nahmen 68 gesunde Männer und Frauen teil. Die Versuchspersonen wurden in zwei Gruppen unterteilt, die „Stressgruppe" und die Kontrollgruppe. Außerdem wurde bei der Auswertung berücksichtigt, ob jemand ein „emotionaler" Esser ist oder nicht. Mit emotionalen Essern sind Menschen gemeint, die häufig von negativen Gefühlen bestimmt werden und mit stimmungsaufhellenden Nahrungs- oder besser Genussmitteln versuchen, sich wieder „glücklich" zu essen. Nichtemotionale Esser hingegen zeigen ein normales Essverhalten, das von negativen Gefühlen weitgehend nicht beeinflusst wird.

Zum Auslösen einer Stressreaktion wurden die Versuchspersonen angehalten, eine Rede von vier Minuten innerhalb von zehn Minuten vorzubereiten. Diese sollte dann im Anschluss an das Mittagessen auf Video aufgezeichnet werden. Die Versuchspersonen wussten jedoch nicht, dass die Rede nur ein Vorwand war, Stress auszulösen, und dass sie sie eigentlich gar nicht halten würden. Die Versuchspersonen der Kontrollgruppe, die nicht gestresst wurden, hörten lediglich zehn Minuten lang einen einfachen Text, mit dem sie ansonsten nichts weiter machen sollten. Vor und im Anschluss an die 10-minütige Vorbereitungszeit wurden bei allen Testpersonen Blutdruck und Herzfrequenz gemessen sowie Stimmungslage und das Ausmaß ihres Appetits festgestellt. Nach den Messungen durften die Teilnehmer sich Speisen an einem Büfett aussuchen und verzehren. Dabei wurde genau registriert, wie viel die einzelnen Testpersonen verspeisten.

Die Analyse des Testergebnisses zeigte, dass die „Stressgruppe", wie zu erwarten war, im Anschluss an die 10-minütige Vorbereitungszeit deutliche physiologische Veränderungen – wie Anstieg des Blutdrucks und eine negative, angespannte Stimmungslage – zeigte. Interessant war, dass die „gestressten" Versuchsteilnehmer im Vergleich zu den Teilnehmern der Kontrollgruppe keine größeren Mengen vom Büfett aßen. Jedoch bevorzugten die gestressten, emotionalen Esser deutlich mehr süße, fetthaltige und energiereiche Speisen als die nichtgestressten, nichtemotionalen Esser.

In einer weiteren Untersuchung wurde der Frage nachgegangen, ob Frauen und Männer ein unterschiedliches Essverhalten nach Einwirkung von Stressauslösern zeigen. Zu diesem Zweck wurden Frauen und Männer angehalten, entweder einen stressauslösenden Kurzfilm über Arbeitsunfälle (mit dem Titel „It didn't have to happen"/Es musste nicht geschehen) oder einen beschaulichen Reisebericht über den Nationalpark Bighorn Canyon anzuschauen. Während der Filmvorführung durften die Versuchspersonen verschiedene Snacks wählen. Angeboten wurden Süßigkeiten, salzige Knabbereien und ungesalzene Erdnüsse. Im Anschluss an den Film wurden die Menge und Art der verzehrten Snacks festgestellt. Dabei zeigte sich, dass während des stressauslösenden Films Männer viel weniger und Frauen deutlich mehr aßen als beim Betrachten des geruhsamen Reiseberichtes. Ferner bevorzugten Frauen unter Stress vor allem Süßigkeiten.

Fazit:

■ Nehmen Sie sich Zeit beim Essen, und versuchen Sie, es zu genießen.

■ Stress führt bei Menschen, die sich gerne mit Nahrung trösten, zu einem vermehrten Konsum von ungesunden Speisen.

■ Frauen und Männer zeigen ein unterschiedliches Essverhalten auf Stress.

Und noch drei Tipps für das Wohlbefinden:

• Versuchen Sie, mehr Zeit für das Frühstück zu reservieren, etwa durch früheres Aufstehen.

• Nehmen Sie kleinere Bissen, und kauen Sie länger.

• Essen Sie bewusst, das heißt, gehen Sie während des Essens keinen „Nebenbeschäftigungen" nach wie lesen, arbeiten oder fernsehen.

Proteine sind aufgebaut aus essentiellen (oder unentbehrlichen) und nichtessentiellen Aminosäuren. Die essentiellen müssen täglich mit der Nahrung zugeführt werden, wohingegen die nichtessentiellen im Körper gebildet werden können. Proteine erfüllen wichtige Funktionen beim Menschen. Sie sind Bausteine von Enzymen und Zellen, vor allem Muskelzellen haben einen hohen Anteil an Proteinen. Ferner sind sie wichtig für das Immunsystem sowie die Blutgerinnung und -stillung nach Verletzungen. Darüber hinaus sind viele Hormone und Signalstoffe, die für den Informationsfluss in der Zelle verantwortlich sind, Proteine. Schließlich wäre ein Transport von fettlöslichen Nährstoffen im Blut ohne Proteine nicht möglich. Ein schwerer Proteinmangel, etwa bei mangelernährten, älteren Menschen, ist lebensbedrohlich und führt vor allem zu Infektionskrankheiten, körperlicher und geistiger Schwäche, Störungen der Wundheilung sowie unter Umständen Verwirrtheit.

Die Empfehlung für die tägliche Proteinzufuhr ist 0,8 g pro Kilogramm Körpermasse. Für einen 70 kg schweren Mann wären das 56 g pro Tag. Diese Menge ist in etwa enthalten in:

- 150 g Sojabohnen
- 200 g Emmentalerkäse
- 250 g Rind/Schweinefleisch
- 250 g weiße Bohnen
- 250 g Erdnüsse
- 270 g Linsen
- 300 g Fisch
- 400 g Quark
- 500 g Nudeln
- 800 g Vollkornbrot
- 2 500 g Spinat
- 2 500 g Blumenkohl

Aus dieser Aufstellung ist zu ersehen, dass vor allem Fleisch und Fisch, Milchprodukte, Hülsenfrüchte, Nüsse, aber auch in geringerem Ausmaß Nudeln und Getreideprodukte eiweißreich sind. Die meisten

Lebensmittel enthalten die neun essentiellen (plus zwei halbessentielle) Aminosäuren. Jedoch weisen pflanzliche Lebensmittel normalerweise einen geringeren Gehalt an Eiweiß bzw. essentiellen Aminosäuren auf als tierische Erzeugnisse. Eine Ausnahme sind vor allem Hülsenfrüchte wie zum Beispiel Sojabohnen, weiße Bohnen, Linsen sowie gewisse Nüsse, die sehr viel hochwertiges Eiweiß enthalten.

Ein Vorteil tierischer Proteine ist, dass sie im Vergleich zu bestimmten pflanzlichen besser verdaut werden können. Bei pflanzlicher Kost behindern Substanzen wie Ballaststoffe (Zellulose) oder auch Hemmstoffe von Verdauungsenzymen einen vollständigen Aufschluss des Eiweißes.

Neben der Quantität des Proteins ist auch dessen Qualität wichtig. Letztere hängt vor allem vom Verhältnis der einzelnen Aminosäuren zueinander ab. Ein gutes Verhältnis bedeutet eine optimale Grundlage für die Gesundheit des Menschen. Ein Maß für die Proteinqualität ist die so genannte biologische Wertigkeit. Dabei wird üblicherweise für den Menschen die biologische Wertigkeit von Eiern (Eigelb plus Eiklar) auf 100 gesetzt und die anderen Lebensmittelproteine darauf bezogen. Je höher die Qualität eines Proteins ist, desto geringere Mengen müssen davon aufgenommen werden, um ausreichend versorgt zu sein. Umgekehrt gilt, je geringer die biologische Wertigkeit eines Proteins ist, desto größere Mengen sind zur Sicherung des Bedarfs notwendig.

Noch einmal einfach zusammengefasst:

- Hohe biologische Wertigkeit = sehr gutes Verhältnis der Aminosäuren zueinander = es wird eine relativ geringe Menge des Proteins bzw. des Lebensmittels zur Bedarfsdeckung benötigt.
- Niedrige biologische Wertigkeit = ungünstiges Verhältnis der Aminosäuren zueinander = es werden mehr Proteine bzw. Lebensmittel zur Bedarfsdeckung benötigt.

Die biologische Wertigkeit von Lebensmitteln bewegt sich zwischen ungefähr 50 und 60 (beispielsweise Weizen, Mais) und 100 (Vollei). Milch, Milchprodukte, Soja, Fleisch und Fisch haben Werte zwischen 80 und 90. Bezüglich der Proteinqualität sind etwa Kartoffel/Ei und Soja/Ei günstige Kombinationen.

Allerdings: In den Wohlstandsländern spielt die Berücksichtigung der biologischen Wertigkeit inzwischen keine große Rolle mehr. Denn hierzulande nehmen wir mit der Nahrung sehr viel Protein auf, und daher fällt die Proteinqualität nicht so sehr ins Gewicht.

Die Nachteile einer erhöhten Proteinzufuhr, insbesondere durch tierische Produkte, sind dagegen wohlbekannt. Dazu gehört ein erhöhtes Risiko, an Gicht oder Knochenschwund (s. Kapitel 20) zu erkranken sowie Nierensteine zu bilden. Extrem eiweißreiche Diäten sollten daher vor allem Menschen mit Nierenkrankheiten meiden.

Weniger Ballast durch Ballaststoffe 13

Als Ballast bezeichnet man eine unnütze Last, eine überflüssige Bürde. Erstmalig wurde 1883 in der wissenschaftlichen Literatur über Ballaststoffe berichtet. Fast ein Jahrhundert lang war die Bedeutung der Ballaststoffe in der Nahrung unklar, bis Anfang der 1970er Jahre Wissenschaftler erstmalig den Zusammenhang zwischen Ballaststoffen und Zivilisationskrankheiten erkannten. Dabei wurde beobachtet, dass Menschen in Entwicklungsländern, in denen meist eine ballaststoffreiche Ernährung vorherrscht, viel weniger an Verstopfung, Dickdarmkrebs, koronarer Herzkrankheit und Diabetes erkranken als Personen in Wohlstandsländern. In der westlichen Welt wurde nämlich im Rahmen der Industrialisierung zu Beginn des 20. Jahrhunderts die ballaststoffreiche Kost durch die heute gängige fett-, zucker- und eiweißreiche Ernährung abgelöst.

Ballaststoffe, auch als Nahrungsfasern bezeichnet, zählen zu den natürlichen Bestandteilen von Lebensmitteln pflanzlicher Herkunft. Fleisch und Fisch enthalten daher keine Ballaststoffe. Im Pflanzengerüst sind die Ballaststoffe wichtig für Halt und Stabilität der Pflanze. Chemisch gehören sie zu der Gruppe von Kohlenhydraten, die im Magen-Darm-Trakt von den Verdauungsenzymen nicht oder nur unvollständig aufgespalten werden können. Die Ballaststoffe können prinzipiell in wasserlösliche und wasserunlösliche unterteilt werden.

Zu den wasserlöslichen Ballaststoffen werden gezählt: Pektine, wasserlösliche Hemizellulose, Betaglucan, Guargummi, Psyllium sowie Inulin und Oligofruktose. Sie finden sich unter anderem in Äpfeln, Zitrusfrüchten, Bananen, Karotten, Hülsenfrüchten, Hafer, Gerste, Roggen und Leinsamen.

Die wasserunlöslichen Ballaststoffe sind: Cellulose, Lignin sowie wasserunlösliche Hemizellulose. Sie kommen reichlich in Vollkornprodukten, Weizenkleie, Blattgemüse und Zitrusfrüchten vor.

Die wasserunlöslichen Ballaststoffe sind für eine normale Darmtätigkeit wichtig. Sie binden nämlich viel Wasser und bewirken damit eine bessere Füllung des Darms (Füllstoffe). Dies wiederum begünstigt die Bewegung des Darms und somit die Durchmischung und den Weitertransport des Speisebreis. Dadurch sorgen diese Ballaststoffe für eine zügige Darmpassage und regelmäßige Entleerung des Stuhls – eine wichtige Maßnahme zur Vorbeugung von Verstopfung und Dickdarmkrebs.

Die wasserlöslichen Ballaststoffe regen zwar auch bis zu einem bestimmten Grad die Darmbewegungen an, sie sind jedoch vor allem aufgrund ihrer Wirkungen auf den Stoffwechsel nützlich. Sie werden von Bakterien im Dickdarm (s. auch Kapitel 15) weitgehend komplett abgebaut. Dieser Vorgang wird auch Fermentation genannt. Dabei entstehen kurzkettige Fettsäuren, welche als Energielieferant dienen, und Gase wie Kohlendioxid, Wasserstoff und Methan, die den Stuhl lockerer machen. Damit Ballaststoffe im Darm wirken bzw. quellen können, wird reichlich Flüssigkeit benötigt. Mindestens 1,5 bis 2 Liter Flüssigkeit sollte am Tag getrunken werden! Wenn Ballaststoffe zusätzlich über Kleie oder andere Quellmittel zugeführt werden, ist es ratsam, noch mehr zu trinken.

Allgemeine Vorteile einer ballaststoffreichen Kost sind:

- Längeres Kauen → gut für vermehrte Speichelabgabe (Kariesschutz) sowie Unterstützung der Verdauung und gutes Sättigungsgefühl
- Verzögerte Magenentleerung durch Bildung einer zähflüssigen Gelschicht → verbessertes Sättigungsgefühl
- Schnellere Stuhlpassage → Vorbeugung von Verstopfung und unter Umständen Dickdarmkrebs
- Weicher, voluminöser Stuhl → Vorbeugung von Verstopfung und unter Umständen Dickdarmkrebs

- Positiver Einfluss auf die Darmflora → Förderung des Wachstums physiologischer Bakterienstämme im Dickdarm (Bifidus- und Laktobazillusgruppe) und dadurch Hemmung von krankhaften Mikroorganismen (s. Kapitel 15)
- Bindung von Cholesterin und Fetten im Darm, die wieder ausgeschieden werden → vorteilhaft bei erhöhten Fett- und Cholesterinwerten im Blut
- Langsamere Aufnahme von Zucker (Glukose) im Darm → Vorteilhaft bei Diabetes; ein Effekt, der in vielen Untersuchungen bestätigt wurde

Allerdings: Die schützende Wirkung von Ballaststoffen in Bezug auf Dickdarmkrebs wird durch eine neuere Untersuchung in Frage gestellt (s. Seite 20).

Zusätzlich zu diesen bekannten günstigen Wirkungen ergaben verschiedene wissenschaftliche Studien, dass Ballaststoffe auch zur Senkung des Blutdrucks bei Hochdruckpatienten und älteren Menschen beitragen können.

Der potentielle Nachteil einer ballaststoffreichen Kost ist in seltenen Fällen eine verminderte Aufnahme von Calcium, Magnesium, Eisen und Zink. Dies ist jedoch abhängig von der Art der Ballaststoffe und nur relevant bei einer überhöhten Zufuhr, die deutlich über den empfohlenen 30 bis 35 g pro Tag liegt. Außerdem kann es durch die vermehrte Gasbildung zu Blähungen, Völlegefühl, Bauchschmerzen und weicheren Stühlen kommen. Die Gasproduktion bei üblicher Mischkost wird mit durchschnittlich 400 ml/Tag angegeben, kann jedoch bei reichlichem Verzehr von Ballaststoffen auf bis zu 2 000 ml/ Tag ansteigen.

Von anerkannten Ernährungsgesellschaften wird eine Zufuhr von 30 g Ballaststoffen pro Tag empfohlen. Diese Menge wird in etwa durch folgende „Tageskombination" erreicht:

- Frühstück mit Haferflocken (ca. 40 g) plus
- vier Scheiben Vollkornbrot (ca. 200 g) plus
- ein größerer Apfel (ca. 200 g) plus
- ein Müsliriegel (50g) plus
- eine kleine Portion Hülsenfrüchte (Linsen, Erbsen oder Bohnen) zum Mittag- bzw. Abendessen

Die durchschnittliche Tageszufuhr an Ballaststoffen für Erwachsene beträgt in Europa etwa 20 g pro Tag. Dabei scheint der Ballaststoffkonsum auch mit dem sozioökonomischen Status zu korrelieren, wobei Akademiker deutlich mehr verzehren als Nichtakademiker. Eine sehr niedrige Zufuhr an Ballaststoffen wird besonders bei älteren Menschen beobachtet.

Lebensmittel haben einen unterschiedlichen Ballaststoffgehalt. *Ballaststoffreich* (bezogen auf den Ballaststoffgehalt in Gramm pro 100 g Lebensmittel) sind besonders:

- Weizenkleie
- Leinsamen
- Knäckebrot
- getrocknete Feigen
- Haferflocken
- Weizenflocken

Aber auch:

- Roggen-/Weizenvollkornbrot
- weiße Bohnen
- Vollkornnudeln
- Müsliriegel
- Erdnüsse
- Rosinen
- Birnen
- Äpfel

Ballaststoffarme bzw. *-freie* Lebensmittel sind vor allem:
Fleisch, Fisch, Süßigkeiten, Chips & Co, Weißbrot, Brötchen, Tomaten, Gurken, Kopfsalat, Kuchen.

Fazit:
- Ballaststoffe sind wichtig für eine gute Darmfunktion.
- Ballaststoffe schützen vor Verstopfung und unter Umständen vor Dickdarmkrebs.
- Eine ballaststoffreiche Kost ist gut bei Diabetikern und schützt vor hohen Blutfettwerten.

Wie bereits beschrieben, zählen Obst und Gemüse zu den Fundamenten einer gesunden Ernährung. Nicht nur Erwachsene, auch Kinder essen Studien zufolge nicht die empfohlene tägliche Mindestmenge an Obst und Gemüse – ein Trend, der in der Fast- bzw. Junk-Food-Gesellschaft in den letzten Jahren noch zugenommen hat. Besorgniserregend ist, dass die Ernährungsgewohnheiten, die in der Kindheit eingeübt werden, auch die Nahrungsauswahl im erwachsenen Alter mit beeinflussen. Aus diesen Gründen bemühen sich seit geraumer Zeit verschiedene Institutionen, durch vermehrte Aufklärung und Information die Obst- bzw. Gemüsezufuhr bei Kindern zu verbessern. Erfahrungen der letzten Jahre zeigten jedoch, dass diese Kampagnen nur bedingt erfolgreich sind. Dabei ist bei Kindern hauptsächlich der Geschmack ausschlaggebend, ob eine Speise verzehrt wird oder nicht. Ferner belegten wissenschaftliche Erhebungen, dass in erster Linie 2- bis 6-jährige Kinder vor allem Gemüse ablehnen.

Eine Reihe von Untersuchungen bei Klein- und Schulkindern konnte zeigen, dass eine Abneigung gegenüber einem Nahrungsmittel durch wiederholtes Anbieten (Schmecken) abgeschwächt bzw. in das Gegenteil umgewandelt werden kann. Beispielsweise konnte man, indem man Grundschulkindern mehrmals täglich süß schmeckenden roten Paprika anbot bzw. kosten ließ, deren Akzeptanz und den Verzehr dieses Gemüses deutlich verbessern.

In einer anderen Studie wurde die Effektivität dieser Methode durch Eltern, die vorher entsprechend geschult wurden, im häuslichen Rahmen überprüft. Zu diesem Zweck wurden Eltern von 156 zwei- bis sechsjährigen Kindern zufällig einer von drei Gruppen zugeteilt: Gruppe 1 erhielt eine Ernährungsschulung nach dem Prinzip des mehrfachen Anbietens, Gruppe 2 bekam allgemeine Informationen zur gesunden Ernährung, und Gruppe 3 diente als Kontrollgruppe.

Die Eltern der ersten Gruppe wurden instruiert, ihrem Kind ein abgelehntes Gemüse über insgesamt 14 Tage mehrmals täglich anzubieten. Die Eltern erhielten Anregungen, wie sie ihrem Kind das Gemüse schmackhaft machen könnten, beispielsweise „Koste es einmal", „Ich habe es probiert, willst du es auch kosten?", oder auch „Du musst es nicht essen, probier es nur einmal". Außerdem wurde den Eltern nahe gelegt, dem Kind keine Belohnungen anzubieten. Aus Gründen der besseren Motivation verpflichteten sich die Eltern, ein Tagebuch zu führen. In dieses wurden die täglichen Erfahrungen bzw. Fortschritte notiert. Auch die Kinder durften dort unter Verwendung von Smileystickern (freundlich, o.k., nein) ihre Eindrücke vermerken.

Die Eltern, die der zweiten Gruppe zugeteilt wurden, erhielten fünf generelle Tagesempfehlungen für eine gesunde Ernährung und eine Broschüre mit allgemeinen Informationen zur Verbesserung des Obst- und Gemüsekonsums ihrer Sprösslinge. Die Kontrollgruppe erhielt lediglich die Information, dass sie im Anschluss an die zwei Wochen Studiendauer noch einmal kontaktiert würde. Sie sollte also gar nichts machen.

Die Auswertung der Untersuchung zeigte eine statistisch belegte, bemerkenswerte Verbesserung der Akzeptanz und des Verzehrs des anfänglich nicht gemochten Gemüses in der ersten Gruppe. Die Kinder in der zweiten Gruppe wiesen zwar auch eine gewisse Verbesserung im Verzehr des ausgewählten Gemüses auf, der Effekt fiel jedoch deutlich geringer aus. Insgesamt gesehen ist die Methode des Anbietens bei unpopulären Lebensmitteln vielversprechend. Bedauerlicherweise existieren zu den Studien jedoch keine Nachfolgeuntersuchungen, so dass unklar ist, wie lange das Verhalten anhält und ob das 2-wöchige Anbieten auch längerfristig Früchte trägt.

Fazit:
- ◼ Der tägliche Verzehr von Obst und Gemüse stellt die Basis einer gesunden Ernährung dar.
- ◼ Durch mehrfaches, tägliches Anbieten eines unbeliebten Gemüses kann die Akzeptanz beim Kind verbessert werden.

Aktuelle Trends
und Kontroversen

Die ungeheure Zunahme des Wissens in den letzten Jahrzehnten – man spricht gar von Wissensexplosion oder auch Informationsexplosion – hat auch vor der Ernährungswissenschaft nicht haltgemacht. Sie ist dadurch komplexer und auch unüberschaubarer geworden. Noch die längste Zeit im letzten Jahrhundert bezogen sich Fragestellungen und Forschung fast hauptsächlich auf die gesunde Ernährung. Doch in unserer schnelllebigen Zeit mit einem ständigen Bedürfnis nach Neuem unterliegen auch die Ernährungsgewohnheiten und -bedürfnisse einem weitreichenden Wandel, dem sich die Ernährungswissenschaft ebenso stellen muss.

Der „moderne" Mensch ist oft recht gut informiert und zeichnet sich durch ein hohes Gesundheitsbewusstsein aus. Gleichzeitig besteht zunehmend der Wunsch nach einer bequemen, unkomplizierten Ernährungsweise. Nahrungsmittel, die zeitgemäß sein wollen, müssen schnell verfügbar sein und außerdem noch einen Zusatznutzen liefern. Topaktuell sind daher zum Beispiel probiotische Joghurts, die nicht zubereitet werden müssen („Nur ein Griff in den Kühlschrank") und denen einige gesundheitsfördernde Wirkungen nachgesagt werden (s. Kapitel 15).

Auch Basenpulver bzw. basenreiche Kost erleben derzeit eine Renaissance und werden als einfache Mittel propagiert, mit denen man angeblich Zivilisationskrankheiten bekämpfen kann. Ein weiterer Bereich, der inzwischen intensiv erforscht wird, ist die „Anti-Aging-Ernährung". Dabei steht die Frage im Vordergrund, ob durch gewisse Ernährungsweisen oder bestimmte Nährstoffe bzw. Wirksubstanzen die Lebenserwartung gesteigert werden kann (Kapitel 21).

Zu den derzeit viel diskutierten Themen der Ernährung gehören außerdem noch der Zusammenhang zwischen unzureichender Folsäureversorgung und Herzinfarkt (Kapitel 19) bzw. die vermeintliche Bedrohung durch die trans-Fettsäuren (Kapitel 17). Fehlen darf ferner natürlich nicht eine Lobrede auf den Apfel und seine Bedeutung für die Gesundheit des Menschen (Kapitel 16). Abgerundet wird dieser

Teil des Buches durch ein weniger bekanntes, jedoch für die Ernährung immens wichtiges Feld, die Bioverfügbarkeit von Nährstoffen (Kapitel 18). Und als Zugabe wird noch über den derzeit heiß diskutierten Zusammenhang zwischen hohem Konsum an Fruchtzucker und Übergewicht berichtet.

15 Probiotika: gut für den Darm – gut für uns

Anfang des letzten Jahrhunderts erregte der russische Forscher und Nobelpreisträger Elie Metchnikoff (1845–1916) mit der These einiges Aufsehen, die hohe Lebenserwartung der Bulgaren sei auf deren beachtlichen Konsum an Joghurt und Kefir zurückzuführen. Seiner Zeit voraus, vermutete er richtig, dass Milchsäurebakterien das Wachstum und die Ansiedlung von Krankheitserregern im Darm unterdrückten. Seit dieser Beobachtung nahm das Interesse an der Verwendung von Probiotika stetig zu. Die Popularität der Probiotika ist auch darauf zurückzuführen, dass sie praktisch keine unerwünschten Wirkungen zeigen.

Wie setzt sich die Darmflora zusammen?

Die Zusammensetzung der Darmflora – darunter versteht man alle im Darm lebenden Mikroorganismen, dabei hauptsächlich Bakterien – variiert zwischen den verschiedenen Darmabschnitten. Die Anzahl der Bakterien nimmt vom Magen in Richtung Dickdarm zu. Im Magen ist die Keimzahl zwischen den Mahlzeiten gering, da die Magensäure den Großteil der Bakterien abtötet. Eine wichtige Ausnahme bildet der Helicobacter pylori, jener Keim, der für die Entstehung von Magen- und Zwölffingerdarmgeschwüren maßgeblich verantwortlich gemacht wird. Er schützt sich vor der Magensäure, indem er Harnstoff zu zellschädigenden Substanzen umbaut, die bei der Entstehung des Geschwürs eine maßgebliche Rolle spielen.
Im Dickdarm ist die Keimzahl mit 10^{11} bis 10^{12} (also bis zu einer Billion) Keimen pro Gramm Darminhalt am höchsten, es finden sich

hier zirka 400 verschiedene Bakterienarten. Unter normalen Umständen besteht ein ökologisches Gleichgewicht zwischen der Darmflora und dem Wirt. Dabei spielen Interaktionen zwischen den Bakterien und zwischen Bakterien und Wirt eine entscheidende Rolle. Die gesunde Darmflora hat wichtige Funktionen, dazu gehören:

- Verhinderung einer bakteriellen Fehlbesiedlung (wie etwa durch Salmonellen, die Durchfall verursachen) und Schutz vor Infektionskrankheiten
- Förderung der Darmbewegungen – diese schützen vor Verstopfung
- Stimulation des Immunsystems in der Darmwand – diese ist wichtig für die Abwehr von „Eindringlingen"
- Förderung des Stoffwechsels der Darmwand – vor allem durch Bildung von Nährstoffen für die Darmwand (kurzkettige Fettsäuren)

Was sind Probiotika?

Probiotika sind lebende Mikroorganismen, die Lebensmitteln zugesetzt werden und durch Verbesserung des mikrobiellen (von Mikroben = Kleinstlebewesen) Gleichgewichts im Darm vorteilhafte Effekte auf den Menschen haben. Die meisten der heute verwendeten Probiotika gehören zu den milchsäureproduzierenden Laktobazillen und Bifidobakterien.

Probiotika müssen verschiedene Eigenschaften besitzen. Dazu gehören besonders:

- nicht krankheitserregend sein
- vorteilhafte Stoffwechselaktivitäten zeigen
- das Immunsystem stimulieren
- im sauren Magensaft nicht inaktiviert werden
- die Fähigkeit besitzen, sich an die Darmwand anzulagern
- im Darm zu wachsen bzw. sich zu vermehren
- dürfen keine Antibiotikaresistenzgene enthalten

Bei der Produktion der Probiotika verwendet man im allgemeinen einen Bakterienstamm. Das Hauptproblem besteht darin, eine möglichst große Zahl an lebensfähigen Bakterien zu erhalten. Untersuchungen ergaben, dass die höchste Wirksamkeit bei einer täglichen Zufuhr von 10^8 bis 10^9 (also einer Milliarde) Bakterien liegt. Unterstützt wird die Ansiedlung der probiotischen Keime durch die zusätzliche Verabreichung von unverdaulichen Kohlenhydraten wie Fruktooligosacchariden, die auch Präbiotika genannt werden. Diese dienen den probiotischen Keimen als Energiequelle. Präbiotika kommen in Spargel, Chicoree, Zwiebeln, aber auch im Joghurt vor.

Was sind potentielle wünschenswerte Wirkungen der Probiotika?

Über gesundheitsfördernde Wirkungen von Probiotika liegen zahlreiche Untersuchungen vor. Diese belegen oder lassen vermuten, dass Probiotika bei der Vermeidung (Prävention) und unter Umständen auch Therapie gewisser Erkrankungen wirksam sein können. Jedoch wurden viele der Untersuchungen bei Tieren durchgeführt, so dass die Übertragbarkeit der Ergebnisse auf den Menschen zum Teil eingeschränkt ist. Probiotika entfalten ihre Wirkung vorwiegend über eine Verdrängung bzw. Unterdrückung von potentiell krankheitserregenden Bakterien, die Förderung des Stoffwechsels im Darm sowie die Stimulation der Immunabwehr.

Die wichtigsten gesundheitsfördernden Wirkungen beim Menschen sind:

- Regeneration der Darmflora nach oder während einer Antibiotikatherapie
- Stimulation der Immunabwehr: Dabei konnten verschiedene Studien zeigen, dass durch eine Verabreichung von Laktobazillen oder Bifidobakterien die Vermehrung und Aktivität gewisser Zellen der Immunabwehr gesteigert wird.
- Vorbeugung von Allergien; dabei scheinen Probiotika insbesondere vor dem Entstehen frühkindlicher Allergien zu schützen.
- Schutz vor und Therapie bei Durchfallerkrankungen
- Vorbeugung vor Dickdarmkrebs – dies wurde allerdings bisher nur in vereinzelten Tierstudien gezeigt, ist daher beim Menschen noch fraglich.

- Unterstützung bei der medikamentösen Eliminierung von Helicobacter pylori
- Schutz vor Infektionen der weiblichen Geschlechtsorgane und des Harntraktes
- Bessere Aufspaltung von Milchzucker im Darm bei Laktoseintoleranz – Joghurts und Probiotika können die enzymatische Aufspaltung von Milchzucker im Darm bei Personen, die Milch- und Milchprodukte nicht vertragen, fördern. Dazu gehören in Mitteleuropa bis zu 10 bis 20 Prozent der Bevölkerung. Durch diese Wirkung werden die begleitenden Symptome einer Laktoseintoleranz, wie etwa Völlegefühl, Blähungen und Durchfall, gelindert (s. auch Kapitel 5, „Täglich Milchprodukte").

Übrigens: Damit Probiotika ihre Wirkungen gut entfalten können, sollten jeden Tag mindestens 200 g eines probiotischen Joghurts verzehrt werden. Ferner ist es wichtig, immer einen Joghurt mit dem gleichen Keim zu wählen, da noch unzureichend bekannt ist, ob Probiotika wirken, wenn unterschiedliche Bakterienstämme kombiniert werden.

Ein Apfel oder hoch dosiertes Vitamin C – was bringt mehr? 16

„One apple a day keeps the doctor away." Diesen Satz hat jeder schon irgendwann einmal gehört. Stimmt es nun wirklich, dass ein Apfel pro Tag den Arzt überflüssig macht? Mit ja zu antworten wäre doch sehr naiv, aber ein wahrer Kern steckt schon in dieser Aussage. Zahlreiche Studien haben nämlich bewiesen, dass ein regelmäßiger Verzehr an Obst vor Krebs schützt (s. Kapitel 4). Dies gilt natürlich auch für Äpfel. Für die schützende Wirkung sind hauptsächlich sekundäre Pflanzenstoffe wie beispielsweise Flavonoide sowie Vitamin C im Obst verantwortlich. Äpfel sind besonders reich an Flavonoiden, dabei vor allem dem Quercetin, und zeigen im Vergleich zu anderen Obstsorten eine der höchsten antioxidativen Wirkungen.

Was kann der Apfel wirklich? Eine Zusammenfassung von epidemiologischen Studien beim Menschen zeigt:

1. Schutz vor Diabetes Typ II („Alters- oder Wohlstandsdiabetes"): In einer Untersuchung bei Frauen wurde beschrieben, dass der Verzehr von einem oder mehreren Äpfeln pro Tag im Vergleich zu keinem Apfel das Risiko für Diabetes um 28 Prozent senkt.

2. Schutz vor Lungenkrebs: In einer weiteren Untersuchung in einem großen Kollektiv war bei Frauen ein deutlicher Zusammenhang zwischen einem regelmäßigen täglichen Apfelkonsum (mindestens ein Apfel pro Tag) und geringerem Risiko für Lungenkrebs feststellbar.

3. Schließlich wird vermutet, dass ein regelmäßiger Verzehr von Äpfeln auch vor Herz-Kreislauf-Erkrankungen und Schlaganfall schützt.

In einer österreichischen Studie wurde die unmittelbare Wirkung von Äpfeln auf den Menschen untersucht. Dabei verzehrten 47 Versuchspersonen jeweils 1 kg Äpfel. Kurz vor und unmittelbar nach dem Verzehr wurde für die Bestimmung der antioxidativen Kapazität Blut abgenommen. Dabei zeigte sich – wie man erhofft hatte – eine statistisch belegte Verbesserung der antioxidativen Wirksamkeit nach dem Verzehr von Äpfeln. Jedoch waren die positiven Effekte nach 24 Stunden verschwunden, so dass wahrscheinlich nur ein regelmäßiger Verzehr von Äpfeln Schutz vor Krankheiten bietet.

Weitere interessante Fakten zu Äpfeln sind:

- In Tierversuchen waren Äpfel bzw. deren Extrakte in der Lage, den Cholesterinspiegel im Blut zu senken.

- In kultivierten Hirnzellen von Ratten konnten Antioxidantien aus frischen Äpfeln die Zellen sehr effektiv gegen die schädlichen Wirkungen aggressiver freier Radikale schützen. Daher beugen Äpfel möglicherweise der Entstehung von verschleißbedingten Erkrankungen des Gehirns vor.

- Wie weitläufig bekannt, enthält vor allem die Apfelschale und eine dünne Schicht darunter die wirksamen Komponenten. Daher bedeutet Schälen einen antioxidativen Wirkverlust von bis zu 70 Prozent!

- Apfelsorten variieren stark in ihrem Gehalt an sekundären Pflanzenstoffen. In einer niederländischen Studie wurde der Gehalt an Flavonoiden sowie die antioxidative Wirksamkeit verschiedener

Apfelsorten verglichen. Jonagold schnitt dabei am besten ab, wobei natürlich verschiedene Faktoren, wie Wachstumsbedingungen, Erntezeit und Lichteinfluss, den Flavonoidgehalt beeinflussen können.

Was wirkt jetzt besser: hochdosiertes Vitamin C oder ein Apfel?

Zu diesem Zweck wurden in einer Studie zunächst einmal die Wirksubstanzen des Apfels isoliert. Danach überprüften die Forscher die antioxidative Wirksamkeit des Apfelextrakts im Reagenzglas. Dabei zeigte sich, dass 100 g Apfel (entspricht in etwa einem kleinen Apfel) genauso wirksam beim Beseitigen freier Radikale war wie umgerechnet 1 500 mg Vitamin C! In weiteren Versuchen wurde die krebshemmende Wirksamkeit von Apfelextrakten untersucht. Dabei konnten Apfelextrakte das Wachstum von Dickdarm- und Leberkrebszellen um bis zu 50 Prozent hemmen.

Fazit:
- Äpfel sind hochwertige Lebensmittel.
- Äpfel schützen vor Krankheiten.
- Verzehren Sie mindestens einen Apfel pro Tag, am besten ungeschält.

Trans-Fettsäuren: eine Bedrohung für den Menschen? 17

Trans-Fettsäuren (TFS) gehören zur Gruppe der ungesättigten Fettsäuren mit einer oder mehreren Doppelbindungen. Im Unterschied zu anderen ungesättigten, essentiellen Fettsäuren (s. Kapitel 6), die eine so genannte cis-Konfiguration (gebogene Gestalt) aufweisen, haben trans-Fettsäuren eine trans-Konfiguration (gerade Gestalt). Sie entstammen, im Gegensatz zu gesättigten Fettsäuren, die im Körper gebildet werden können, nur exogenen Quellen. TFS werden vor allem in Fast-Food-Produkten und vielen Backwaren eingesetzt, weil sie billig in der Herstellung sind und den Vorteil haben, nicht ranzig zu werden. Bekannte TFS sind Vaccensäure sowie Elaidinsäure.

Trans-Fettsäuren entstehen vorwiegend über drei Wege:

1. Bei der Verarbeitung (industrielle Härtung) von flüssigen Ölen zu festen Fetten wie Backfett und Hartmargarine. Die Härtung (Hydrierung), das heißt die Anlagerung von Wasserstoff an pflanzliches Öl, erhöht die Haltbarkeit und die Geschmacksstabilität von Lebensmitteln, die diese Fette enthalten.

2. Beim Erhitzen und Braten von Ölen bei hohen Temperaturen.

3. TFS kommen aber auch natürlich vor, überwiegend in tierischen Lebensmitteln (etwa in Milch- und Rinderfett) durch bakterielle Umformung von ungesättigten Fettsäuren im Pansen von Wiederkäuern.

Milch- und Rinderfett enthalten üblicherweise etwa 3 bis 6 Prozent TFS (Prozent des Gesamtgehalts an Fettsäuren), während der Gehalt in Lamm- und Hammelfett auch etwas höher sein kann. Der Gehalt an trans-Fettsäuren in den meisten Speisefetten liegt unter 1 bis 2 Prozent. Pflanzenöle und Flüssigmargarinen haben einen niedrigen Anteil an TFS, normalerweise unter 1 Prozent. Der TFS-Gehalt von Backwaren (Zwieback, Cracker, Kekse usw.) sowie einigen Frühstücksflocken mit Fettzusatz, Pommes frites, Trockensuppen und einigen Süßwaren und Snacks kann, je nach Art des verwendeten Fettes, erheblich schwanken (von unter 1 Prozent bis zu 30 Prozent).

In der EU lagen die mittleren täglichen Aufnahmemengen für TFS in 14 verschiedenen Ländern nach Schätzungen im Bereich von 0,5 bis 2,1 Prozent der Gesamtenergiezufuhr bei Männern (entspricht in etwa 1,2 bis 6,7 g pro Tag) bzw. 0,8 bis 1,9 Prozent bei Frauen (zirka 1,7 bis 4,1 g pro Tag; vgl. Transfair-Studie). In den Mittelmeerländern ist die Aufnahme von TFS am niedrigsten. Gemäß der D-A-CH (2000) sollte die tägliche Zufuhr von TFS 1 Prozent der Gesamtenergiezufuhr (Energieprozent) nicht überschreiten. Bei deutschen Erwachsenen lag die Aufnahme von TFS bei etwa 1,9 bis 2,3 g pro Tag. Diese Werte liegen unter einem Energieprozent und damit unter dem Grenzwert. Kinder und Jugendliche, die regelmäßig Pommes, Knabbereien und Kekse, also typisches Fast bzw. Junk-Food, verzehren, nehmen unter Umständen deutlich mehr TFS auf.

Im Gegensatz zu den trans-Fettsäuren liegen die mittleren Aufnahmemengen von gesättigten Fettsäuren im Bereich von 10,5 bis

80

18 Prozent der Gesamtenergiezufuhr, wobei die niedrigsten Aufnahmemengen in Südeuropa zu verzeichnen sind. Nach Empfehlungen der Gesundheitsbehörden sollte der Anteil der gesättigten Fettsäuren an der Gesamtenergieaufnahme maximal 10 Prozent betragen, um das Risiko der koronaren Herzkrankheit (Herzinfarkt) zu senken (s. Kapitel 6).

In folgenden Lebensmitteln ist unter Umständen mit einem höheren Anteil an trans-Fettsäuren zu rechnen:

- Chips
- Pommes frites
- Rind- und Lammfleisch
- Milch
- Milchprodukte (Rahm, Butter, Joghurt, Käse)
- Kekse
- Bratfette

Margarine war früher in Deutschland als Quelle für TFS bekannt. Durch unterschiedliche industrielle Verarbeitung konnte jedoch der Gehalt an TFS in Pflanzenmargarinen drastisch gesenkt werden. Diät- und Reformmargarinen haben den geringsten TFS Anteil.

Trans-Fettsäuren und Krankheiten

Eine erhöhte Zufuhr von TFS wird mit einem gesteigerten Risiko, an Arteriosklerose (Arterienverkalkung) zu erkranken, in Verbindung gebracht. Hierfür verantwortlich gemacht wird – so Ernährungswissenschaftler – eine Senkung des HDL-Spiegels. Das HDL steht für „High Density Lipoprotein". Lipoproteine transportieren Fette, das heißt vor allem Cholesterin und Triglyzeride, im Blut. Das HDL zählt zu den „guten" Lipoproteinen, da es für die Ausscheidung des Cholesterins wichtig ist. Ein hoher HDL-Spiegel ist daher als günstig zu werten, wohingegen eine Verminderung der HDL-Konzentrationen mit einem erhöhten Risiko für Arteriosklerose und damit Herzinfarkt und Schlaganfall einhergeht.

Zusätzlich gibt es Hinweise, dass trans-Fettsäuren eine Erhöhung der LDL-Spiegel bewirken. Das LDL („Low Density Lipoprotein") kann auch als Gegenspieler des HDLs bezeichnet werden. Es gilt als „schlechtes" Lipoprotein, da es vermehrt Cholesterin zu den Organen transportiert und daher unter anderem auch dessen Ablagerung in den Gefäßwänden begünstigt. Dies geht mit einem erhöhten Risiko für Arteriosklerose einher. Daten aus verschiedenen gut durchgeführten Studien bei Menschen deuten darauf hin, dass eine TFS-reiche Kost zu einer Erhöhung des LDL-Spiegels im Blut führt. Der Anstieg des LDL ist dabei direkt proportional zur aufgenommenen Menge an TFS. Außerdem wurde übereinstimmend ein Zusammenhang zwischen der Aufnahme von TFS und dem Risiko für eine koronare Herzkrankheit, also Angina Pectoris und Herzinfarkt, beschrieben.

Ein weiterer Nachteil einer Kost mit reichlich trans-Fettsäuren ist möglicherweise eine Erhöhung des Triglyzerid(Neutralfett)-Spiegels beim Menschen. Eine erhöhte Triglyzerid-Konzentration geht in epidemiologischen Untersuchungen mit einem erhöhten Risiko für Herz-Kreislauf-Erkrankungen einher.

Aufgrund des Risikos, an Arteriosklerose zu erkranken und, damit verbunden, einen Herzinfarkt zu erleiden, empfiehlt das wissenschaftliche „Gremium für diätetische Produkte, Ernährung und Allergien" (NDA) der Europäischen Behörde für Lebensmittelsicherheit (EFSA/ European Food Safety Authority), die Aufnahme von TFS möglichst gering zu halten, und appelliert an Lebensmittelhersteller, den Gehalt dieser Fettsäuren zu verringern oder diese sogar ganz zu entfernen.

Wie kann man als Verbraucher erkennen, wie viel trans-Fettsäuren im Lebensmittel enthalten sind? Zum einen ist sehr wahrscheinlich, dass sie in größeren Mengen in Chips und ähnlichen Knabbererzeugnissen sowie in Pommes frites vorkommen. Zum anderen weist der Zusatz auf dem Etikett „z. T. gehärtet" oder „Pflanzenöl gehärtet" darauf hin, dass in dem Produkt TFS enthalten ist.

Fazit:

■ Eine ständig hohe Aufnahme von TFS verschlechtert die Blutfettwerte.

■ Ein ständiger, hoher Verzehr an TFS erhöht das Risiko für Arteriosklerose und damit Herz-Kreislauferkrankungen.

Eisen gehört zu den essentiellen Nährstoffen. Die wichtigsten Funktionen des Eisens sind:

- als Bestandteil der roten Blutkörperchen: Transport von Sauerstoff von der Lunge zu den Organen
- als Bestandteil von Enzymen: Bereitstellung von Energie in der Zelle
- Reifung und Wachstum der Zellen
- Stimulation des Immunsystems

Ein höhergradiger Eisenmangel führt zu einer Eisenmangelanämie (Anämie = Blutarmut), welche eine der häufigsten Erkrankungen weltweit ist. Dabei kommt es vor allem aufgrund eines Sauerstoffmangels und geringerer Bereitstellung von Energie zu einer Verminderung der Leistungsfähigkeit. Wenn Kinder an größerem Eisenmangel leiden, werden ihr Wachstum und die Entwicklung ihres Nervensystems beeinträchtigt. Schließlich ist der Mensch bei einem Eisenmangel auch anfälliger für Infektionskrankheiten. Zu den Hauptursachen des Eisenmangels zählt – neben Blutungen – vor allem eine unzureichende Eisenzufuhr über die Nahrung.

Mit einer typischen Mischkost nimmt ein Erwachsener in Mitteleuropa zirka 10 bis 15 mg Eisen pro Tag auf. Eisen findet sich sowohl in tierischen als auch in pflanzlichen Lebensmitteln. Die *besten Nahrungsquellen* für Eisen sind:

- Weizenkleie, Kürbiskerne, Sesam, Hirse, Haferflocken

sowie

- Hülsenfrüchte, Vollkorngetreideerzeugnisse, Fleisch, Innereien und diverse Wurstsorten

In tierischen Produkten liegt Eisen in Form des gut bioverfügbaren „Häm-Eisens" vor, wohingegen pflanzliche Lebensmittel Eisen als Fe^{3+} enthalten. Dessen Bioverfügbarkeit (Erklärung s. unten) hängt vor allem vom Vorhandensein von Förderstoffen und Hemmstoffen in der Nahrung ab.

Was bedeutet nun der Begriff Bioverfügbarkeit? Er wird definiert als der Anteil des oral aufgenommenen Nährstoffs (oder auch eines Medikaments), welcher für die physiologischen und metabolischen (= Stoffwechsel) Funktionen des Körpers verwendet werden kann. Einfacher ausgedrückt: Bei der Bioverfügbarkeit von Nährstoffen geht es hauptsächlich um jenen relativen Anteil (in Prozent) oder jene Menge eines Nährstoffs, der aus einer Mahlzeit vom Darm ins Blut aufgenommen wird. Es ist bekannt, dass mit der Nahrung zugeführte Nährstoffe nur zu einem bestimmten Teil aus dem Darm resorbiert werden. Eine Bioverfügbarkeit von beispielsweise 10 Prozent bedeutet, dass von 10 mg eines Nährstoffs in einer Mahlzeit 1 mg aufgenommen wird. Der Rest wird mit dem Stuhl ausgeschieden. Die Bioverfügbarkeit kann abhängig vom Nährstoff zwischen zirka 0,3 Prozent (Chrom) und bis zu etwa 90 Prozent (gewisse Selenverbindungen) schwanken. Sie ist abhängig von verschiedenen nahrungsabhängigen und körpereigenen Faktoren.

Die Bioverfügbarkeit des Eisens wird vorwiegend durch den individuellen Eisenstatus, das heißt die Menge an Eisen, die im Körper gespeichert ist, beeinflusst. Darüber hinaus spielen auch diverse Bestandteile der Nahrung eine Rolle, die sich auf die Löslichkeit und Aufnahmefähigkeit des Eisens auswirken.

Fleisch-Eisen wird gut aufgenommen

Die Bioverfügbarkeit von tierischem Häm-Eisen („Fleisch-Eisen") weist mit bis zu 35 bis 40 Prozent einen hohen Wert auf und wird hauptsächlich nur vom individuellen Eisenstatus beeinflusst. Das bedeutet, dass eine hohe Eisenreserve im Körper die Aufnahme im Darm einschränkt und umgekehrt. Dies schützt vor zu viel Eisen und ist im umgekehrten Fall ein Mechanismus, leere Eisenspeicher durch eine effizientere Aufnahme im Darm schnell wieder aufzufüllen.

Im Gegensatz dazu spielt bei der Bioverfügbarkeit von pflanzlichem Eisen im Darm neben dem Eisenstatus vor allem das Verhältnis zwischen Hemm- und Förderstoffen der Eisenaufnahme in der Mahlzeit eine bedeutende Rolle. Was sind nun wichtige Stoffe in der Nahrung, welche die Aufnahme von pflanzlichem Eisen hemmen, und wo kommen sie vor?

Die wichtigsten Hemmstoffe der Resorption von pflanzlichem Eisen sind *Phytinsäure* und *Polyphenole*. Beide Substanzen bilden unlösliche Verbindungen mit pflanzlichem Eisen im Darm und verhindern dadurch dessen Aufnahme ins Blut.

Die *Phytinsäure* ist Bestandteil von Vollkornprodukten und Hülsenfrüchten. Durch Fermentation (= chemische Umwandlung von Stoffen durch Bakterien und Enzyme), zum Beispiel bei der Herstellung von Sauerteig, kann die Phytinsäure abgebaut werden.

Zu den *Polyphenolen* werden Phenolsäuren sowie Flavonoide und deren Produkte gezählt. Polyphenole finden sich in Gemüse, Getreide, Gewürzen und vor allem in Früchten und Getränken. Polyphenole haben wünschenswerte, aber auch nachteilige Wirkungen und sind sozusagen Inhaltsstoffe mit zwei unterschiedlichen Gesichtern. Auf der einen Seite erfreuen sie sich derzeit großer Beliebtheit aufgrund ihrer antioxidativen (Beseitigung von freien Radikalen und „oxidativem Stress") und krebsvorbeugenden Effekte.

Andererseits zählen vor allem die so genannten Tannine (Gerbsäuren), welche beispielsweise im schwarzen Tee vorkommen, und die chlorogene Säure des Kaffees zu den potentesten Hemmstoffen der Eisenresorption. Aus diesem Grund sollte man keinen Kaffee oder schwarzen Tee direkt zu einer Hauptmahlzeit trinken. Die hemmende Wirkung der Polyphenole ist dosisabhängig und kann durch Zugabe von Vitamin C, etwa in Form von Zitronensaft, und möglicherweise auch Fleisch abgeschwächt werden.

Schließlich kann auch Calcium die Aufnahme von pflanzlichem Eisen hemmen. Dieser Effekt fällt jedoch im Vergleich zu den Polyphenolen und Phytinsäure relativ gering aus.

Die wichtigsten Förderer der Resorption von pflanzlichem Eisen sind Fleisch und Vitamin C.

Sowohl Rind-, Schweine-, Lamm- und Hühnerfleisch haben einen positiven Einfluss auf die Resorption von Eisen. Der Grund dafür ist immer noch unbekannt. Angenommen wird, dass nach dem Verzehr von Fleisch im Verdauungsprozess Faktoren freigesetzt werden, die diesen günstigen Effekt bewirken. Praktisch bedeutet das, dass bereits eine geringe Menge Fleisch in einer Mahlzeit die Aufnahme von pflanzlichem Eisen aus den anderen Lebensmitteln (Hülsenfrüchte etc.) fördern kann.

Der wirksamste Förderer der Resorption von pflanzlichem Eisen aber ist Vitamin C (Ascorbinsäure) – sowohl in seiner natürlichen Form als auch als Nahrungsergänzungsmittel. Allerdings ist der Effekt dosisabhängig. In höherer Konzentration kann Vitamin C den hemmenden Einfluss von Phytinsäure und Polyphenolen zu einem großen Teil kompensieren. Solche Konzentrationen an Vitamin C finden sich in Blumenkohl und Brokkoli sowie in Zitrusfrüchten, etwa in Orangen.

Warum ist Spinat kein guter Eisenlieferant?

Spinat macht stark, denn er enthält viel Eisen! Seit Popeye, dem furchtlosen Seemann, weiß das jedes Kind, und viele Kinder mussten aufgrund dieser Ansicht jahrelang mehr oder weniger willig Spinat essen.

Spinat ist jedoch aus zwei Gründen kein optimaler Eisenlieferant:

Erstens beruht die Vorstellung vom hohen Eisengehalt des Spinats auf einem Irrtum, der möglicherweise durch einen Rechenfehler entstanden ist. Der Physiologe Gustav von Bunge (1844–1920) ermittelte im Jahre 1890 einen Eisengehalt von 35 Milligramm pro 100 Gramm Spinat. Ernährungsforscher erkoren daraufhin Spinat zum Eisenlieferanten Nummer eins. Jedoch übersahen sie, dass sich Bunges Analyse auf Spinatpulver, also getrockneten Spinat, bezog. Da frischer Spinat zu 90 Prozent aus Wasser besteht, liegt der Eisengehalt von 100 Gramm Spinat mit 3,5 bis 4 Milligramm nur bei einem Zehntel des angeblichen Werts.

Zweitens hat Spinat ähnlich wie Rhabarber und rote Rüben einen hohen Oxalsäuregehalt. Neben Phytinsäure und Polyphenolen wirkt sich auch Oxalsäure hemmend auf die Resorption von pflanzlichem Eisen aus. Dies wurde erstmalig bei weiblichen Versuchspersonen untersucht, die verschiedene mit Eisen angereicherte Gemüsesorten verzehrten. Dabei zeigte sich, dass neben Bohnen und Auberginen auch die Eisenresorption aus dem Spinat im Vergleich zu anderen Gemüsearten deutlich schlechter abschnitt. Im Gegensatz zu Spinat und Bohnen weisen Sauerkraut, Kohl, Brokkoli und Tomaten eine gute Bioverfügbarkeit für Eisen auf.

Fazit:

- Nicht nur der Eisengehalt von pflanzlicher Nahrung ist wichtig, auch die Bioverfügbarkeit des Eisens entscheidet, wie viel ins Blut übergeht.

- Keinen Tee oder Kaffee direkt zu den Hauptmahlzeiten, sondern 1 bis 2 Stunden früher oder 2 bis 4 Stunden später trinken!

- Durch Vitamin-C-Quellen zum Essen (Zitronensaft) oder Vitamin-C-reiche Gemüse wie Brokkoli oder Kohl kann die Eisenresorption gesteigert werden

Folsäure – ein Alleskönner? 19

Die Folsäure gehört zur Gruppe der wasserlöslichen B-Vitamine. Auf Folsäure wurde man aufmerksam, als vor etwa 75 Jahren bei indischen Frauen herausgefunden wurde, dass bestimmte Anämien (Blutarmut) in der Schwangerschaft durch Hefeextrakte, die reich an Folsäure waren, geheilt werden konnten. Die Erstbeschreibung von Folsäure erfolgte dann 1941, wobei für die Isolation des Vitamins 4 Tonnen Spinatblätter verwendet wurden. Dies erklärt auch seinen Namen, „folium" kommt aus dem Lateinischen und bedeutet Blatt.

Folsäure wird für die Teilung und Neubildung von Zellen benötigt. Aus diesem Grund betrifft ein Mangel an Folsäure vor allem Gewebezellen, die eine hohe Teilungsrate aufweisen. Dazu gehören rote und weiße Blutzellen sowie die Schleimhäute des Magen-Darm- und Harntraktes. Wegen der stimulierenden Wirkung auf die Zellen ist Folsäure sehr wichtig in der Schwangerschaft für die Entwicklung des Embryos. Es besteht Einigkeit darüber, dass eine ausreichende Folsäureversorgung in der Frühschwangerschaft das Risiko für schwere Fehlbildungen des Kindes – wie etwa Spina bifida oder auch „offener Rücken" genannt – verringern kann.

Folsäure und Homocystein

Eine ausreichende Folsäureversorgung scheint auch wichtig zu sein, um das Risiko, an Arteriosklerose, also Arterienverkalkung, zu erkranken, zu verringern. Dies wird durch folgenden Mechanismus erklärt: Zusammen mit den Vitaminen B_6 und B_{12} beschleunigt Folsäure den Ab- oder Umbau von Homocystein, einer potentiell giftigen Aminosäure, und führt damit zu einer Verminderung des Homocysteinspiegels. Bei einem Mangel an Folsäure ist der Homocysteinspiegel im Blut daher erhöht. Derzeit besteht bei Wissenschaftlern weltweit Einigkeit darüber, dass Menschen mit einem hohen Homocysteinspiegel ein erhöhtes Risiko haben, einen Herzinfarkt oder Schlaganfall zu erleiden oder an Thrombosen zu erkranken.

Zu einer Erhöhung des Homocysteinspiegels kann neben einem Folsäuremangel auch ein Vitamin B_{12}-Mangel führen, der am häufigsten bei älteren Menschen mit einer atrophischen Gastritis (Untergang der Magenschleimhaut) vorkommt.

Folsäure und andere Krankheiten

Zahlreiche Studien zeigen ferner einen Zusammenhang auf zwischen einer unzureichenden Folsäureversorgung und dem Risiko, an Dickdarm- und Gebärmutterhalskrebs zu erkranken.

Frühsymptome eines Folsäuremangels sind Müdigkeit, Vergesslichkeit und depressive Verstimmung. Dies erklärt die wichtige Rolle von Folsäure für neurologische Prozesse. Es konnten einige Studien zeigen, dass ein Folsäuremangel möglicherweise zu einer Beeinträchtigung der kognitiven Funktionen im Alter führt (so genannte „Altersdemenz") und auch bei depressiven Störungen beteiligt ist. So konnte etwa ein statistisch nachweisbarer Zusammenhang zwischen einer geringen Folsäureversorgung und der Schwere der Hirnatrophie (Atrophie = Gewebeschwund) festgestellt werden.

Folsäurereiche Lebensmittel sind:

- bestimmte Gemüsearten wie Brokkoli, Rosenkohl, Spinat und Spargel

- Hülsenfrüchte wie Linsen, Erbsen und Bohnen
- Getreideprodukte aus Vollkorn, vor allem Weizenkleie und Weizenkeime
- Innereien wie Leber und Nieren
- Eigelb
- frischer Orangensaft

Fleisch und Fisch enthalten dagegen geringere Mengen an Folsäure.

Folsäure reagiert empfindlich auf Luftsauerstoff, Licht und Hitze. Außerdem geht durch Lagerung und Zubereitung (etwa Kochwasser) von Lebensmitteln viel Folsäure verloren. Aus diesem Grund sollte man frische Gemüse und Salate verwenden und schonend zubereiten (s. Kapitel 9).

Während die Aufnahme zahlreicher anderer Vitamine in den Industrieländern ausreichend ist, sind relativ viele Menschen mit Folsäure nicht optimal versorgt. Die empfohlenen 400 Mikrogramm (= millionstel Gramm) Folsäure für die tägliche Zufuhr bei Jugendlichen und Erwachsenen werden nur selten erreicht. Der Hauptgrund für diese unzureichende Versorgung ist eine Ernährung mit zu wenig Gemüse und Vollkornprodukten. Aus diesem Grund ist die Folsäureversorgung von Vegetariern in der Regel gut.

Fazit:

- Regelmäßiger Verzehr von Gemüse, Obst, Hülsenfrüchten und Vollkornprodukten ist wichtig für eine ausreichende Folsäureversorgung.
- Gemüse und Obst sollten frisch verzehrt werden.
- Frauen mit Kinderwunsch und Schwangere sollten unbedingt auf eine ausreichende Folsäureaufnahme achten.
- Ein Folsäuremangel führt zu einer Erhöhung der Homocysteinkonzentration im Blut. Dadurch wird das Risiko für Herzinfarkt und Schlaganfall gesteigert.

20 Sind wir alle sauer, oder was Sie schon immer über Säuren, Basen und Übersäuerung wissen wollten

Nach wie vor ist die Theorie der Übersäuerung sehr populär. Dutzende Ratgeber wurden in den letzten Jahren zu diesem Thema veröffentlicht. Profiteure dieser Theorie sind unter anderem viele Hersteller von Basenpulvern. Im Vordergrund steht die Behauptung, dass eine stark säurebildende Ernährung die Ursache zahlreicher Krankheiten sei. Das Spektrum reicht von Müdigkeit und Kopfschmerzen bis zu Infektionen, Rheuma, Knochenschwund, Magen-Darm-Störungen und Herz-Kreislauf-Erkrankungen. Jedoch ist die Theorie der Übersäuerung, die eine Bedrohung für den Menschen der heutigen Zeit erkennen will, medizinisch umstritten und zum Großteil nicht wissenschaftlich belegt.

Im Folgenden soll auf dieses heikle Thema näher eingegangen werden. Zunächst werden einfach verständliche Grundlagen des Säure-Basen-Haushalts erläutert, und wir kommen in diesem Zusammenhang nicht darum herum, das chemische Wissen aus der Schulzeit ein wenig zu reaktivieren. Anschließend soll dann auf potentielle Nachteile einer säurereichen Kost für den Menschen eingegangen werden.

Grundlagen des Säure-Basen-Haushalts

Eine Säure ist eine Substanz, die Wasserstoffionen (H^+-Ionen) abgibt, wohingegen Basen Wasserstoffionen aufnehmen. Typische Säuren sind die Kohlensäure (H_2CO_3) sowie die Salzsäure (HCl). Nach Abgabe der Wasserstoffionen werden aus diesen Säuren Basen, das heißt Hydrogenkarbonat (HCO_3^-) und Chlorid (Cl^-). Die Konzentration der freien Wasserstoffionen in einer Lösung bestimmt den Säuregehalt oder auch pH-Wert der Lösung.[1]

---

1 Der pH-Wert ist dimensionslos und als negativ-dekadischer (Zehnerpotenz) Logarithmus der H^+-Ionenkonzentration ($-\log_{10} H^+$) definiert. Eine neutrale Lösung hat zum Beispiel einen pH von 7, was einer Wasserstoffionen-Konzentration von 10^{-7} (0,0000001) mol pro Liter entspricht (ein Mol entsprechen 6 mal 10^{23} Teilchen).

Der pH-Wert im arteriellen Blut beträgt normalerweise 7,40. Er muss immer in einem Bereich zwischen 7,36 und 7,44 gehalten werden, da sowohl eine Verminderung (weniger als 7,36 führt zur Übersäuerung) als auch eine Erhöhung (mehr als 7,44 führt zur Alkalisierung [von alkalisch = basisch, laugenhaft]) eine Funktionseinschränkung von Enzymen und verschiedenen Organsystemen bewirkt. An der Konstanthaltung des pH-Wertes in wässrigen Lösungen – wie etwa im Blut oder im intrazellulären Flüssigkeitsraum – sind verschiedene Systeme beteiligt. Dazu gehören erstens Puffer wie Proteine, Kohlensäure/ Hydrogencarbonat und Phosphate, zweitens die Atmung, über die das im Stoffwechsel entstandene Kohlendioxid (CO_2) sehr schnell ausgeschieden wird, sowie drittens die Nieren (s. weiter unten).

Wichtig! Ein gesunder Mensch verfügt über effiziente Systeme, um den pH-Wert bei akuten Abweichungen, etwa bei intensiverer körperlicher Anstrengung (Bildung von Milchsäure/Laktat) wieder in den Normalbereich zurückzuführen!

Zwei Arten von Säuren sind physiologisch wichtig: die Kohlensäure (H_2CO_3) und die nichtflüchtigen Säuren. Täglich werden im Rahmen des Stoffwechsels in den Zellen ungefähr 15 mol Kohlendioxid (CO_2) gebildet (das Volumen von einem Mol Gas ist 22,4 Liter), aus dem in Kombination mit Wasser Kohlensäure wird. Da aus der Kohlensäure Wasserstoffionen entstehen, wird durch die Abatmung des Kohlendioxids eine Übersäuerung des Organismus verhindert. Nichtflüchtige Säuren wie die Schwefelsäure entstehen vor allem beim Abbau von gewissen Aminosäuren im Eiweißstoffwechsel. Aus diesem Grund wird durch vermehrten Verzehr tierischer Lebensmittel – also Fleisch, Wurst oder Käse, die stark eiweißhaltig sind – auch relativ viel Säure im Körper gebildet. Schließlich werden durch den Abbau von gewissen Phosphatverbindungen aus der Nahrung auch Wasserstoffionen gebildet. Solche Verbindungen finden sich zum Beispiel in phosphorsäurehaltigen Softdrinks (Cola & Co) aber auch in Getreideprodukten.

Basen entstehen in unserem Körper vor allem beim Stoffwechsel von so genannten anionischen Aminosäuren und beim Abbau von organischen Anionen (negativ geladene Moleküle) wie beispielsweise Zitrat (= Salz der Zitronensäure). Die tägliche Produktion von Säure ist bei einer hierzulande üblichen Mischkost (regelmäßig Fleisch,

Fisch und Käse) höher als die Gesamtmenge der gebildeten Basen, so dass täglich ungefähr zirka 50 bis 100 Millimol Wasserstoffionen übrig bleiben. Diese überschüssigen Wasserstoffionen („Säurebelastung") werden über die Niere ausgeschieden. Ein niedriger pH-Wert des Harns ist unter anderem ein Hinweis für eine vermehrte Produktion von Wasserstoffionen im Stoffwechsel. Umgekehrt können mögliche Ursachen für einen hohen pH-Wert im Harn zum Beispiel basenreiche Diäten oder die Zufuhr von Basenprodukten sein. Wichtig ist zu wissen, dass der pH-Wert im Harn einem 24-Stunden-Rhythmus folgt, so dass Einzelbestimmungen des pH-Wertes, etwa durch Harnstreifen, bei der Beurteilung einer Übersäuerung ungenau sind.

Welche Nachteile hat eine säurereiche Kost?

Wie bereits oben erwähnt, werden im Stoffwechsel täglich normalerweise 50 bis 100 Millimol überschüssige Wasserstoffionen gebildet. Diese Säurebelastung, die in der Niere beseitigt wird, hängt beim gesunden Menschen auch von der Nahrungszusammensetzung ab. Dabei werden „säureerzeugende" Lebensmittel von „basischen" Lebensmitteln unterschieden. Dieser Unterschied beruht vor allem auf der durch die verschiedenen Lebensmittel hervorgerufenen potentiellen (Schätzwert) Säurebelastung der Niere.

Tabelle 3 gibt einen Überblick über das „Säurepotential" von verschiedenen Lebensmitteln.

Negative Werte in der zweiten Spalte der Tabelle deuten auf einen Basenüberschuss hin, wohingegen positive Werte Ausdruck einer Säurebelastung sind. Aus der Tabelle ist vor allem zu ersehen, dass durch Gemüse, Früchte und Säfte dem Körper Basen zugeführt werden. Im Gegensatz dazu führen Fleisch, aber auch Fisch und Käse und in geringerem Ausmaß Getreideprodukte zu einer vermehrten Säurebelastung. Aus diesem Grund wird der modernen westlichen Kost, die reich an tierischem Protein ist, nachgesagt, dass sie eine milde chronische Übersäuerung (Azidose) hervorruft. Nachteilige Effekte einer „Übersäuerung" wurden und werden in der populärwissenschaftlichen Literatur für verschiedene Funktionssysteme des Körpers behauptet. Bewiesen sind jedoch nur nachteilige Wirkungen auf die Knochen.

Lebensmittel	Potentielle Säurebelastung der Niere (mEq/100 g essbarer Anteil)
Früchte und Säfte	-3,1
Gemüse	-2,8
Getränke mit niedrigem Phosphorgehalt (z. B. gewisse Mineralwässer)	-1,7
Fette und Öle	0
Milch	1,0
Brot	3,5
Nudeln, Spaghetti	6,7
Fisch	7,9
Käse (mit geringem Proteinanteil)	8,0
Fleisch und Fleischprodukte	9,5

* Daten entnommen aus Barzel und Massey (1998) sowie Remer und Manz (1995). (mEq = milli Equivalent/Milliäquivalent; Maßeinheit)

Tabelle 3. Säurepotenzial verschiedener Lebensmittel

Dabei konnten verschiedene Studien zeigen, dass eine Übersäuerung zu einer vermehrten Mobilisation von Calcium aus dem Knochen und zu einer erhöhten Calciumausscheidung im Harn führt. Außerdem wurde beschrieben, dass bei älteren Menschen die Abnahme der Knochendichte geringer ausfällt, wenn eine basenreiche Kost mit Früchten und Gemüse verzehrt wurde, im Vergleich zu einer fleisch- und damit säurereichen Kost. Des weiteren zeigten Studien, dass eine vermehrte Calciumausscheidung im Harn bei einer eiweißreichen Kost durch Gabe von Basen ausgeglichen werden kann.

In einer Untersuchung bei neun Versuchspersonen konnte zum Beispiel gezeigt werden, dass eine hochdosierte Therapie mit Basen

(Hydrogenkarbonat) bei einer gleichzeitigen säurereichen Kost wünschenswerte Effekte auf den Calcium- und Knochenstoffwechsel zeigt. Dabei waren eine verminderte Calciumausscheidung im Harn sowie Hinweise für einen verminderten Knochenabbau zu sehen. Die täglich verabreichten Mengen an Basen in dieser Studie waren jedoch um ein Vielfaches höher als die üblichen Dosen für kommerziell vertriebene Basenpulver.

Trotz zahlreicher Behauptungen von Befürwortern der Übersäuerungstheorie konnten weitere Nachteile einer säurebildenden Kost auf den gesunden Menschen bisher nicht nachgewiesen werden, zumindest nicht mit gut durchgeführten Studien.

Was ist zu Basenpulvern zu sagen – helfen sie?

Die Revitalisierung der Übersäuerungstheorie führte zu einer beträchtlichen Zunahme an Nahrungsergänzungsmitteln, die Basen- bzw. basenbildende Substanzen enthalten. Allein in Österreich werden mindestens 25 bis 30 verschiedene Produkte vertrieben. Wahrscheinliche wünschenswerte Wirkungen von Basenpulvern sind zu erwarten bei:

- *Menschen, die sich „säurereich" ernähren*, also viel Fleisch und und wenig Gemüse und Obst essen.
- *schwerer körperlicher Anstrengung*: Vereinzelte Studien konnten zeigen, dass die Gabe von hohen Mengen an Basen (diese liegen jedoch deutlich über den empfohlenen Aufnahmemengen der Basenprodukte), dabei vor allem Zitrat und Hydrogenkarbonat, vor einem körperlichen Training die Leistungsfähigkeit und Ausdauer verbessern können.
- *Sodbrennen und Gastritis* (Magenschleimhautentzündung): In diesem Fall können Basen wie Hydrogenkarbonat die Magensäure neutralisieren und damit unter Umständen die Beschwerden lindern. Dies hat jedoch nichts mit dem im Stoffwechsel gebildeten Säureüberschuss zu tun.

Folgende zwei wichtige potentielle nachteilige Effekte von Basenprodukten sind denkbar:

1. Basen neutralisieren die Magensäure. Zwar ist das bei krankhaften Zuständen wie einer Gastritis und Sodbrennen ein wünschenswerter Effekt, kann jedoch bei „Magengesunden" auch unerwünschte Begleiteffekte haben. Die Magensäure wird für den Aufschluss von Eiweiß aus der Nahrung, zur Abwehr von Erregern, aber auch für die Löslichkeit von gewissen Nährstoffen wie pflanzlichem Eisen benötigt. Dieses dreiwertige Eisen (s. Kapitel 18) braucht, sofern nicht Förderer wie Vitamin C in Mindestmengen in der Nahrung vorliegen, einen sauren Magen-pH-Wert, damit es aufgelöst werden und somit auch ins Blut übergehen kann. Daher wäre es denkbar, dass bei vegetarischer Ernährung in Kombination mit einer ständigen Zufuhr von Basenprodukten die Eisen-Bioverfügbarkeit bzw. auch andere allgemeine Verdauungsprozesse im Magen eventuell negativ beeinflusst werden.

Potentielle nachteilige Effekte von Basenprodukten auf die Verdauung hängen vor allem vom Aufnahmezeitpunkt ab. Der pH-Wert im Magen liegt im nüchternen Zustand zwischen 1 und 3,5. Nach Mahlzeiten steigt der pH-Wert zunächst an, um dann im Rahmen der Verdauung und damit verbundenen Anregung der Magensaftsekretion wieder allmählich abzufallen. Aus diesem Grund wäre es empfehlenswert, Basenprodukte entweder 1 Stunde vor oder zirka 2 bis 4 Stunden (je nach der Verweildauer von Mahlzeiten im Magen) nach dem Essen einzunehmen, also nicht während oder unmittelbar vor- oder nachher. Der Effekt auf den Magen-pH-Wert gilt nur für Basen, jedoch nicht für basenbildende Substanzen wie etwa Zitrat.

2. Bei Vorliegen einer Nierenfunktionsstörung oder chronischem Erbrechen sollten überhaupt keine Basenprodukte verwendet werden.

Grundsätzlich ist zu jedoch bemerken, dass bei den empfohlenen Aufnahmemengen für Basenpulver nachteilige Wirkungen nicht zu befürchten sind.

Fazit:

- Wer sich gesund ernährt, also die Empfehlungen von Teil I dieses Buches „Gesunde Ernährung" im großen und ganzen umsetzt, braucht keine Basenpulver.
- Menschen, die viel Fleisch essen und wenig Calcium zuführen, können von einer basenreichen Kost profitieren.

Ernährung für ein langes Leben: Wahrheiten und Mythen

Warum Menschen, Tiere und Pflanzen altern, ist bis heute ein Rätsel geblieben. Aber immer wieder haben sich Wissenschaftler bemüht, dieses Rätsel zu lösen, und so gibt es eine umfangreiche Literatur, die sich mit zahlreichen Theorien des Alterns befasst. Die bekanntesten von ihnen sollen im Folgenden kurz vorgestellt werden.

Die Telomer-Verlust-Theorie

Diese geht davon aus, dass die Anzahl der möglichen Teilungen von Zellen im Körper begrenzt ist. Bei jeder Zellteilung trennen sich die DNS-Stränge in den Chromosomen der Zelle und verdoppeln sich. Die Enzyme („Beschleuniger"), die für diese Verdoppelung zuständig sind, lassen auf Grund ihrer chemischen Struktur am Ende der DNS-Stränge (Desoxyribonukleinsäure) bei jeder Zellteilung ein Stück weg. Die Theorie besagt, dass zunächst einmal die Zelle keinen Schaden nimmt, da die Enden der DNS-Stränge, die so genannten Telomere, keine Erbinformation enthalten. Telomere haben prinzipiell eine stabilisierende und schützende Funktion auf die DNS. Sind sie jedoch irgendwann einmal aufgebraucht, werden zunehmend die Gene gekappt, und es kommt zu Funktionsstörungen der Zelle, die in weiterer Folge zum Zelltod führen.

Für diese Theorie spricht zum Beispiel eine amerikanische Studie, in der Blutproben von 143 Menschen analysiert wurden. Dabei zeigte sich, dass Personen mit einer geringeren Telomerlänge auch eine höhere Sterblichkeitsrate bzw. geringeres Lebensalter aufwiesen – Männern um rund vier Jahre und Frauen um rund 4,8 Jahre.

Die genetische oder auch Gen-Regulations-Theorie des Alterns

Diese Theorie geht davon aus, dass einige Gene (so genannte „Longevity Determinate Genes", also Langlebigkeitsgene) sowohl den Alterungsprozess als auch die Lebensspanne regulieren. Gestützt wird die Theorie einerseits durch Versuche mit Mäusen, Fruchtfliegen und Fadenwürmern sowie Modellorganismen wie Hefezellen, bei denen Gene identifiziert wurden, die den Alterungsprozess steuern. Ferner ist aus vielen Beobachtungen bekannt, dass die Angehörigen von bestimmten Familien ein hohes Alter erreichen, während das in anderen Familien nicht der Fall ist. Auch Studien bei Zwillingen weisen auf eine Rolle der Gene beim Alterungsprozess hin.

Somatische Mutationstheorie des Alterns

Diese Theorie macht spontane Veränderungen, also Mutationen, im Erbgut für Alterungsprozesse verantwortlich. Wenn diese Mutationen nicht repariert werden können, entstehen fehlerhafte Proteine und Enzyme, die für die Zelle lebensnotwendige Funktionen nicht mehr ausführen können. Das Resultat ist zunächst der Zelluntergang und in weiterer Folge der Tod des Organismus. Die Theorie besagt ferner, dass die Reparaturmechanismen mit zunehmendem Alter schlechter funktionieren.

Ein weiterer Beleg für die somatische Mutationstheorie ist die sehr seltene Krankheit „Hutchinson-Gilford-Progeria Syndrom" (Erstbeschreibung 1886), deren Symptome vor allem ab dem dritten Lebensjahr auftreten. Bei dieser genetischen Erkrankung zeigen die Kinder Wachstumsstörungen, Veränderungen der Extremitäten und der Haut und haben das Aussehen eines alten Menschen. Die Lebenserwartung ist kurz.

Neuere Untersuchungen lassen außerdem vermuten, dass möglicherweise Mutationen in der Erbsubstanz der Mitochondrien der Schlüsselfaktor beim Altern sind. Die Mitochondrien sind die Kraftwerke der Zelle und für die Energieproduktion sehr wichtig. Gehen sie unter, stirbt die Zelle.

Die Evolutionstheorie des Alterns

Nach dieser Theorie ist das Altern unvermeidbar. Von einem evolutionären Standpunkt aus gesehen führt der Prozess des Alterns zu einer zunehmenden Verminderung der körperlichen Fitness, das heißt der Fähigkeit, sich zu vermehren und gesund zu bleiben. Die Evolutionstheorie des Alterns besagt außerdem, dass die Kraft der natürlichen Selektion (Auslese, Auswahl), die dazu da ist, nützliche Eigenschaften zu erhalten bzw. zu verstärken und unbrauchbare auszuschalten (nach dem Motto „der Stärkere überlebt"), mit dem Alter abnimmt und dass der Tod unabwendbar ist. Sie geht davon aus, dass die Selektion die Jugend gegenüber dem Alter begünstigt, das bedeutet unter anderem, dass mit abnehmender Fähigkeit zur Fortpflanzung die selektiven Prozesse nicht mehr gegen schädliche Mutationen im Erbgut bzw. andere schädigende Faktoren effizient ankämpfen. Dadurch werden unweigerlich das Krankheits- und damit auch das Sterberisiko erhöht.

Die Freie-Radikal-Theorie des Alterns

Diese 1956 erstmalig von Dr. Denham Harman entwickelte Theorie geht davon aus, dass freie Radikale die Ursache für alle Alterungsprozesse sind. Freie Radikale sind instabile, chemisch äußerst aggressive Moleküle, die zelleigene Bestandteile und Strukturen oxidieren (s. Kapitel 2). Die Folge sind zellschädigende Prozesse an Eiweißen, Enzymen, Zellwänden und an den Zellkernen, die zu Schäden am Erbgut und zum Verlust von genetischer Information führen. Die zerstörerische Wirkung von freien Radikalen kann durch das antioxidative System im Körper – dazu gehören gewisse Vitamine und Enzyme – zwar vereitelt werden, jedoch nimmt die Kapazität dieser Schutzmechanismen möglicherweise mit dem Alter ab. Die Freie-Radikal-Theorie des Alterns wird vor allem durch Beobachtungen gestützt, dass die Lebensspanne von verschiedenen Tierspezies negativ mit ihrer Stoffwechselrate und direkt mit der gebildeten Menge an freien Radikalen zusammenhängt. Einfach ausgedrückt bedeutet das: Tiere, die eine niedrige Stoffwechselrate haben, bilden weniger freie Radikale und leben länger. Außerdem verlängert eine kalorienarme Kost, in der möglicherweise weniger freie Radikale gebildet werden, das Leben. Auf diesen Punkt wird in weiterer Folge genauer eingegangen.

Der Einfluss einer „Caloric Restriction" auf die Lebenserwartung

Dass eine „Caloric Restriction" oder „Energie- bzw. Kalorienrestriktion" den Alterungsprozess verzögert und die maximale Lebensdauer verlängert, wurde erstmalig 1935 von Clive McCay und Mitarbeitern (Cornell University, USA) bei Ratten beschrieben. In weiterer Folge wurden ähnliche Beobachtungen bei vielen anderen Tierarten wie Mäusen, Fischen, Fliegen, Würmern und auch bei Hefepilzen gemacht. Ebenso zeigen die den Menschen verwandten Affen charakteristische Veränderungen, wenn sie auf eine Kost mit weniger Energie gesetzt werden.

Dazu gehören neben einer verminderten Sterblichkeitsrate auch eine geringere Körperkerntemperatur und niedrigere Insulinspiegel sowie deutlich höhere Konzentrationen an Dehydroepiandrosteron-Sulfat (DHEA-S). Dieses in der Nebennierenrinde gebildete Hormon gilt daher unter den Altersforschern als Biomarker für Langlebigkeit und wird auch als Anti-Aging-Hormon angepriesen. Die „Caloric Restriction"-Theorie gilt allerdings nicht für unterernährte Menschen in der Dritten Welt, die wegen *unzureichender* Aufnahme an Energie eine kürzere Lebenserwartung haben. Dabei spielt das Fehlen von hochwertigem Protein und essentiellen Mikronährstoffen eine zentrale Rolle.

Studien, die den kausalen Zusammenhang zwischen einer energiereduzierten Kost mit ausreichender Nährstoffzufuhr und Langlebigkeit beim Menschen untersuchten, liegen nur spärlich vor. Auf der Insel Okinawa in Japan etwa findet man relativ viele ältere Menschen und Hundertjährige. Eine genaue Analyse der Energiezufuhr der dort lebenden Bevölkerung zeigte eine im Vergleich zum restlichen Japan deutlich geringere Aufnahme an Energie. Die Sterblichkeitsrate aufgrund von Herz-Kreislauf-Erkrankungen sowie Krebs beträgt hier etwa nur 60 Prozent der Rate vom restlichen Japan. Interessant ist auch, dass Okinawaer, die ihr „geschütztes" Terrain verlassen haben, höhere Mortalitätsraten aufwiesen als die Daheimgebliebenen.

Aus ethischen Gründen liegen nur wenige Interventionsstudien vor, die den Einfluss einer energierestriktiven Ernährung auf die Lebensdauer beim Menschen untersuchten. In der wahrscheinlich einzigen gut durchgeführten Studie zu dieser Fragestellung wurden 120 Männer nach dem Zufallsprinzip in zwei Gruppen unterteilt. Teilnehmer der ersten Gruppe erhielten eine normalkalorische Kost, während die Teilnehmer der zweiten eine Kost mit etwa 35 Prozent weniger Energie über drei Jahre verzehrten. Die Sterblichkeitsrate in der energiearmen Gruppe war im Anschluss an die Studiendauer etwa 60 Prozent niedriger als in der anderen Gruppe.

Was sind die möglichen Mechanismen, die den lebensverlängernden Effekt von weniger Energie ausmachen? Eine anerkannte Hypothese ist, dass eine länger andauernde energiereduzierte Kost den Stoffwechsel verlangsamt. Es kommt zu einem geringeren Energieumsatz und damit einer reduzierten Bildung von freien Radikalen. Sowohl in Tierversuchen als auch beim Menschen konnte gezeigt werden, dass der Grundumsatz bei Zufuhr von geringeren Energiemengen abnimmt. ATP (Adenosin Triphosphat) ist die unmittelbar verfügbare Form für Energie in unserem Körper. ATP wird für verschiedene energieverbrauchende Prozesse wie Muskelkontraktionen und Transportprozesse benötigt (s. auch Kapitel 27). Für die Gewinnung von ATP in den Mitochondrien der Zellen werden nicht nur Makronährstoffe, hier vor allem Glukose und Fettsäuren, sondern auch Sauerstoff benötigt.

Jedoch kann der Sauerstoff nicht zur Gänze für die ATP-Gewinnung herangezogen werden. Denn normalerweise entstehen aus 2 bis 5 Prozent des Sauerstoffs hochreaktive freie Radikale, die Zellen und Zellstrukturen schädigen können. Daher kann durch eine Verminderung des zellulären Stoffwechsels auch die Anzahl der gebildeten freien Radikalen reduziert werden. Da freie Radikale die DNS schädigen und damit Mutationen oder den Zelltod verursachen können, ist ein kausaler Zusammenhang zwischen Altern und energiereduzierter Ernährung durchaus denkbar. Zu weiteren diskutierten Mechanismen, über die eine energiebeschränkte Kost möglicherweise lebensverlängernd wirkt, gehören eine verbesserte Wirkung des Insulins sowie eine veränderte Ausschüttung des Wachstumshormons.

Leben Vegetarier länger?

Eine fleischarme Kost wird bereits seit sehr langer Zeit mit einem längeren Leben in Verbindung gebracht. In diversen wissenschaftlichen

Berichten wurde beschrieben, dass Landbewohner aus verschiedenen Regionen der Welt Hunzatal im Himalaja, Vilcabamba in Ecuador, Bergregionen in der Türkei –, die sich hauptsächlich von pflanzlicher Kost ernähren, sehr lange leben. Bezeichnungen wie „Tal der Hundertjährigen" oder „Wundertal" wurden für diese Gegenden geprägt. Während der beiden Weltkriege des 20. Jahrhunderts, die mit einer geringen Fleischversorgung einhergingen, war die Sterblichkeitsrate in der skandinavischen Bevölkerung deutlich geringer als in der Zeit vor oder nach den Kriegen. Diese Beobachtungen lassen vermuten, dass ein geringer Fleischkonsum möglicherweise mit einer längeren Lebenserwartung einhergeht. Von sechs prospektiven (= vorausschauend; dabei wird die Datenerhebung begonnen, bevor die Ereignisse vorliegen) Studien, die den Einfluss einer vegetarischen oder fleischarmen Ernährung mit einer fleischhaltigen Mischkost bei einem größeren Kollektiv verglichen, zeigten fünf, dass eine sehr geringe oder keine Fleischzufuhr mit einem niedrigeren Sterblichkeitsrisiko verbunden ist. Nach dem 90. Lebensjahr allerdings war dieser lebensverlängernde Effekt einer ausschließlich oder annähernd vegetarischen Ernährung im Vergleich zu einer Normalkost jedoch nicht mehr zu beobachten.

Was könnten Gründe dafür sein, dass Menschen, die viel Fleisch essen, im Vergleich zu Vegetariern eine kürzere Lebenserwartung haben? Einige Hypothesen dazu sind:

- Fleisch und Fleischprodukte haben mehr gesättigtes Fett und Cholesterin. Dadurch haben Mischköstler, die sich fleischreich ernähren, ein höheres Risiko als Vegetarier, an Arteriosklerose (Arterienverkalkung) zu erkranken oder einen Herzinfarkt zu erleiden.
- Bei der Zubereitung von Fleisch, insbesondere beim Grillen, können krebserzeugende Substanzen gebildet werden, die das Risiko für Krebs erhöhen.
- Antibiotika im Fleisch können unter Umständen die Widerstandsfähigkeit des Menschen gegenüber krankheitserregenden Bakterien herabsetzen.
- Aufgrund der reichlichen Zufuhr von Eisen durch ständigen Fleischkonsum werden unter Umständen vermehrt freie Radikale gebildet. Freies, im Überschuss vorliegendes Eisen kann nämlich die Entstehung dieser aggressiven Verbindungen begünstigen.

Außerdem verzehren Vegetarier reichlich Gemüse und Obst, welche sehr viel antioxidative Wirkstoffe wie beispielsweise sekundäre Pflanzenstoffe liefern. Diese können freie Radikale beseitigen und somit einem frühzeitigen Zelltod entgegenwirken.

Haben Supplemente eine Anti-Aging-Wirkung?

Von Supplement-Fetischisten und Anhängern der Anti-Aging-Medizin wird die tägliche, hoch dosierte Einnahme von Anti-Aging-Mitteln empfohlen. Diese Mittel reichen von Hormonen wie DHEA und Melatonin über Spurenelemente und Vitamine bis zu antioxidativ wirksamen Molekülen wie Liponsäure und Coenzym Q_{10} (s. Kapitel 40). Zwar konnten in der Tat einige der Substanzen in Tierversuchen lebensverlängernde Effekte zeigen, der diesbezügliche Beweis beim Menschen steht jedoch noch aus.

Fazit:
■ Eine energiereduzierte Kost, die alle essentiellen Nährstoffe liefert, wirkt unter Umständen lebensverlängernd.
■ Die genaue Ursache des Alterns ist immer noch ein Rätsel.

22 Macht Fruchtzucker dick?

Fruchtzucker (Fruktose) gehört zu den kleinsten Kohlenhydraten (Monosaccharide) und findet sich natürlicherweise vor allem in Früchten und Honig. Zusammen mit dem Traubenzucker (Glukose) bildet er den Haushaltszucker (Saccharose). Außerdem wird Fruktose seit mittlerweile etwa 30 Jahren als Süßungsmittel vor allem in Softdrinks, aber auch anderen Lebensmitteln zugesetzt.

Derzeit aktuell ist die Diskussion über den möglichen Zusammenhang zwischen Fruktosekonsum und Übergewicht. In den USA ist der Verzehr von fruktosehaltigem Maissirup, der oft zum Süßen von Erfrischungsgetränken benutzt wird, in einem Zeitraum von 20 Jahren um mehr als das Zehnfache gestiegen. Parallel dazu hat die Zahl übergewichtiger Menschen dramatisch zugenommen. Anlehnend an diese Entwicklungen schließen einige Forscher auf einen möglichen Zusammenhang zwischen Fruktose und Übergewicht. Der erste wissenschaftliche Beweis dafür konnte im Jahr 2005 geliefert werden.

Wissenschaftler vom „Deutschen Institut für Ernährungsforschung Potsdam-Rehbrücke" haben nämlich in einer neuen Studie herausgefunden, dass die Aufnahme von Fruktose die Körperfett- und Gewichtszunahme bei Mäusen deutlich steigert. In ihrer Studie boten die Forscher Mäusen entweder eine Fruktoselösung, ein Getränk mit Haushaltszucker (Saccharose) oder ein süßstoffhaltiges kalorienfreies Diätgetränk oder Wasser an. Die Resultate ergaben, dass Mäuse, die die Fruktoselösung konsumierten, im Vergleich zu den anderen stärker an Körpergewicht und -fett zunahmen. Ein denkbarer Mechanismus hierfür ist, dass Fruktose bei hohen Zufuhrmengen in der Leber zu Substanzen umgebaut wird, die die Bildung von Fett begünstigen. In einer 4-wöchigen Untersuchung wurde der Effekt einer Fruktosereichen Kost auf den Menschen untersucht. Dabei zeigte sich vor allem eine Erhöhung des Triglycerid-Spiegels im Blut, was hinsichtlich des Arterioskleroserisikos als ungünstig zu werten ist.

Fazit:

■ Fruktosehaltige Getränke enthalten ebenfalls Energie (Kalorien). Ein Gramm Fruktose liefert genauso viel Energie wie ein Gramm Zucker!

■ Ob ein hoher Konsum an zugesetzter Fruktose etwa in Softdrinks dick macht, ist noch Gegenstand wissenschaftlicher Untersuchungen. Im Gegensatz zu Tieren besteht beim Menschen derzeit keine sichere Evidenz dafür.

■ Obst ist wertvoll und natürlich vorkommende Fruktose im Obst ist nicht schädlich.

■ Trinken Sie am besten kalorienarme, ungesüßte Getränke (s. Kapitel 8).

Ernährung und Leistungsfähigkeit

Der Schuleintritt läutet jenen Abschnitt unseres Lebens ein, der dadurch charakterisiert ist, dass wir fortan ständig Leistung zu erbringen haben. Lehrer, Eltern, später auch Vorgesetzte und Lebens- bzw. Ehepartner erwarten von uns eine permanente Topperformance in körperlicher und geistiger Hinsicht. Eine gute Leistungsfähigkeit ist dabei nicht nur bis zur Pensionierung erwünscht und wichtig, sondern auch für die Zeit danach, um möglichst lange ein selbständiges und aktives Leben zu führen. Viel Bewegung, psychische Ausgeglichenheit und soziale Absicherung, wenig Umweltgifte wie Zigarettenrauch sowie eine gesunde Ernährung sind die wichtigsten Voraussetzungen, um geistig und körperlich fit zu bleiben.

Um letzteres Thema geht es in diesem Teil. Zahlreiche Studien konnten belegen, dass durch bestimmte Nährstoffe und Ernährungsweisen die körperliche und geistige Leistungsfähigkeit verbessert werden kann. Als markantestes Beispiel sei hier auf die zentrale Bedeutung des Frühstücks für kognitive Prozesse hingewiesen (Kapitel 23). Kaffee bzw. Koffein ist eines der wenigen Genussmittel, die bekanntermaßen die Leistungsfähigkeit steigern. In Kapitel 25 wird neben geschichtlichem Hintergrund und aktuellen wissenschaftlichen Erkenntnissen auch auf weniger bekannte (Neben)wirkungen des Koffeins eingegangen.

Wenn wir angestrengt Leistung erbringen, befindet sich unser Körper im Stress. Umgekehrt führt Stress, der von außen kommt wie etwa durch Lärm, zu deutlichen Veränderungen im Körper. In beiden Fällen kann Magnesium helfen, wie in Kapitel 24 gezeigt wird. Auch in unserer Freizeit müssen wir einiges leisten, vieles davon freiwillig, wie etwa beim Tennisspielen oder anderen länger dauernden sportlichen Betätigungen. Obwohl diese „nur zum Spaß" praktiziert werden, treibt und stresst uns jedoch auch hier der Wille zum Sieg. Ein wesentlicher Faktor, der zum Sieg beitragen kann, ist eine sinnvolle Flüssigkeitszufuhr. Alles darüber erfahren Sie in Kapitel 27.

Weitere Highlights in diesem Teil des Buches sind bislang wenig bekannte Wirkungen des Kaugummikauens (Kapitel 29) sowie die erstaunlichen Eigenschaften von Pfefferminze (Kapitel 30). Schließlich wird noch eine seit Ewigkeiten bekannte, jedoch falsche Begründung für die Müdigkeit nach dem Essen widerlegt (Kapitel 26).

Wie die Zusammensetzung des Frühstücks unsere geistige Leistungsfähigkeit beeinflusst 23

Das Frühstück zählt für viele Experten zur wichtigsten Mahlzeit des Tages. Es liefert nicht nur essentielle Nährstoffe, sondern auch Energie, vor allem in Form von Kohlenhydraten. Diese haben zum einen verdauungsfördernde Wirkungen (Ballaststoffe), bewirken jedoch auch einen schnellen Anstieg des Blutzuckerspiegels (Trauben- und Haushaltszucker), ein Effekt, der kurzzeitig geistige Funktionen positiv beeinflusst.

Bei Kindern konnte wiederholt gezeigt werden, dass das Frühstück wichtig für Lernprozesse und bessere Leistungen in der Schule ist. Trotzdem gehen viele Kinder (bis zu 40 Prozent) ohne zu frühstücken in die Schule – ein zunehmender Trend in den letzten Jahren. Der Verzicht auf das Frühstück kann sich jedoch bei Schulkindern negativ auf verschiedene Arten von Lernprozessen auswirken. Dazu gehören die Fähigkeit, Probleme zu lösen, sowie eine verminderte Leistung des Kurzzeitgedächtnisses und Einschränkung der Aufmerksamkeit. Ein Frühstück dagegen verbessert die kognitiven Leistungen.

Allerdings stellten nicht alle Studien günstige Wirkungen eines Frühstücks auf die nachfolgende kognitive Leistungsfähigkeit fest. Eine mögliche Erklärung für diese nicht einheitlichen Resultate kann in der unterschiedlichen Zusammensetzung des Frühstücks liegen. Dieser Frage sind verschiedene Studien nachgegangen. Dabei zeigten zum Beispiel Kinder, die ein Frühstück mit hohem Energiegehalt verzehrten, deutliche Verbesserungen hinsichtlich ihrer Kreativität, physischen Leistungsfähigkeit, mathematischen Problemlösungen sowie ihres Kurzzeitgedächtnisses im Vergleich zu Kindern, deren Frühstück einen niedrigen Energiegehalt aufwies.

Des weiteren scheint auch der Anteil der Makronährstoffe (Eiweiß, Fett, Kohlenhydrate) eine Rolle zu spielen. Ein Vergleich zwischen einem fettarmen, kohlenhydratreichen und einem kohlenhydratarmen, fettreichen Frühstück ergab, dass nach dem ersteren ein bedeutend geringerer Stimmungsabfall (in Form von Müdigkeit und Unlustgefühlen) subjektiv bemerkbar war. Ein ähnlich positiver Effekt eines kohlenhydrat- bzw. ballaststoffreichen Frühstücks im Vergleich zu einem Frühstück mit hohem Fettanteil wurde in einer anderen Studie beschrieben, die die Konzentrationsfähigkeit von Versuchspersonen untersuchte. Kohlenhydratreiche Speisen sind vor allem Getreideprodukte (Brot, Müsli, Cornflakes etc.) und Obst, wohingegen Käse, Wurst und Butter bzw. Margarine einen relativ hohen Fettanteil besitzen.

Neben dem Energiegehalt und der Zusammensetzung der Makronährstoffe beeinflusst auch der so genannte glykämische Index (GI) der Frühstücksmahlzeit die nachfolgende Leistungsfähigkeit. Der glykämische Index teilt die Lebensmittel hinsichtlich ihrer Fähigkeit ein, den Blutzuckerspiegel nach dem Essen zu beeinflussen, und ist primär abhängig von der Kohlenhydratzusammensetzung der Nahrung. Speisen mit einem niedrigen glykämischen Index heben den Blutzuckerspiegel langsamer an als diejenigen mit einem relativ hohen GI. Interessante Aspekte des glykämischen Index werden in Kapitel 35 noch näher besprochen.

In einer Untersuchung bei älteren (9 bis 11 Jahre) und jüngeren (6 bis 8 Jahre) Schülern wurde die Wirkung eines Frühstücks mit Haferflocken mit dem eines Fertigproduktgetreides sowie keinem Frühstück in Bezug auf verschiedene Aspekte der kognitiven Leistungsfähigkeit verglichen. Die beiden Testmahlzeiten waren bezüglich ihres Gehaltes an Makronährstoffen ähnlich zusammengesetzt. Das Haferfrühstück hat jedoch einen höheren Anteil an Ballaststoffen und bekanntermaßen einen niedrigeren glykämischen Index. Die Resultate zeigten wie erwartet eine positive Wirkung beider Frühstücksspeisen auf die geistige Leistungsfähigkeit der Kinder im Vergleich zu denjenigen, die gar kein Frühstück verzehrten. Ein weiteres Ergebnis der Untersuchung war, dass Kinder, die ein Haferfrühstück verzehrten, bei Tests des Kurzzeitgedächtnisses bessere Ergebnisse zeigten als diejenigen mit dem Fertig-Getreide-Frühstück. Interessanterweise war der positive Effekt des Haferfrühstücks bei den Mädchen ausgeprägter als bei den Jungen.

Fazit:

- Um bessere kognitive Leistungen zu erbringen müssen Schulkinder frühstücken.
- Ein kohlenhydratreiches Frühstück ist gegenüber einem fettreichen Frühstück vorzuziehen.

Magnesium hilft bei Stress 24

Magnesium gehört zu den Mineralstoffen und ist als Bestandteil von mehr als 100 Enzymen wichtig für Funktionen von Nerven und Muskeln, Energiebereitstellung, Wachstum, verschiedene Zellfunktionen sowie den Knochenaufbau. Die derzeit empfohlenen Zufuhrmengen für Magnesium liegen – anlehnend an die deutsche, österreichische und schweizerische Gesellschaft für Ernährung (D-A-CH 2000) – bei 350 mg pro Tag für Männer bzw. bei 300 mg pro Tag für Frauen ab jeweils einem Alter von 25. Vor allem hospitalisierte bzw. pflegebedürftige alte Menschen scheinen im Vergleich zu Gleichaltrigen, die sich selbst versorgen, weniger Magnesium aufzunehmen und möglicherweise einen geringeren Magnesiumstatus zu haben.

Magnesium kommt vor allem in vielen Gemüsearten vor. Weitere gute Magnesiumquellen sind Vollkorngetreideprodukte sowie Nüsse. Milch und Milchprodukte haben einen mittleren Magnesiumgehalt, wohingegen raffinierte Produkte („Weißmehl") einen geringen Magnesiumgehalt aufweisen.

Zu besonders *magnesiumreichen* Lebensmitteln, mit einem Magnesiumgehalt von mehr als 100 mg pro 100 g verzehrbarem Anteil, werden gezählt:

- Sesam, Sojabohnen, Nüsse (Walnuss, Haselnuss, Erdnuss), Portulak, Haferflocken, Linsen und Naturreis

Weitere Quellen für Magnesium sind (Gehalt zwischen 30 und 100 mg pro 100 g verzehrbarem Anteil):

- Spinat, Roggen- und Weizenvollkornbrot, Fenchel, Emmentalerkäse, Bananen und Himbeeren

Ein Mangelzustand an Magnesium aufgrund einer verminderten Zufuhr über die Kost ist selten im Vergleich zu einem Mangel, der durch verschiedene Krankheiten (Magen-Darm-Störungen, Niereninsuffizienz, Diabetes etc.) verursacht wird. Zu den Ausnahmen gehören hier allerdings Alkoholiker, da diese ihre Energie (Kalorien) vornehmlich über den Alkohol und nicht über vollwertige Nahrung bekommen und daher unter Umständen weniger magnesiumhaltige Lebensmittel (Gemüse & Co) verzehren. Außerdem verlieren Alkoholiker viel Magnesium über den Harn. Und auch Leistungssportler, die ihre Magnesiumverluste über den Schweiß nicht durch eine magnesiumhaltige Kost ausgleichen, können gefährdet sein.

Ein schwerer Magnesiummangel kann zu Muskelkrämpfen, Bluthochdruck, Herzrhythmusstörungen sowie zu Beeinträchtigungen des Elektrolyt- und Zuckerhaushalts führen.

Magnesium wird auch als Therapeutikum eingesetzt. Die verwendeten Mengen liegen dabei deutlich über den Mengen, die mit der täglichen Kost zugeführt werden. Als potentielle Einsatzgebiete für eine therapeutische Gabe von Magnesium werden diskutiert:

Herzinfarkt, wobei die Ergebnisse hier teilweise widersprüchlich sind.

Gefäßwandschutz: Magnesium scheint die Gefäßwände vor Schädigungen zu schützen und damit der Entstehung eines Blutgerinnsels (Thrombose) entgegenzuwirken.

Hoher Blutdruck: Untersuchungen lassen vermuten, dass Magnesium eine blutdrucksenkende Wirkung hat. Vor allem profitieren Patientinnen mit Prä-Eklampsie und Eklampsie von dieser Wirkung des Magnesiums. Die Eklampsie ist eine schwere Erkrankung, die im letzten Drittel der Schwangerschaft auftreten kann und mit Bluthochdruck und Krämpfen einhergeht.

Diabetes: Diabetiker haben relativ häufig einen niedrigen Magnesiumstatus. Als Grund wird eine vermehrte Ausscheidung von Magnesium über den Harn angeführt. Eine adäquate Zufuhr von Magnesium scheint einen positiven Effekt auf die Blutzuckerbelastung des Diabetikers zu haben.

Der Zusammenhang zwischen Magnesium und Stress

Der Begriff „Stress" gehört zu den populärsten der Neuzeit und wird hauptsächlich mit negativen Gefühlen verbunden. Es vergeht kaum ein Tag, an dem nicht über zu viel Stress gejammert wird. Zu den vielfältigen stressauslösenden Reizen gehören Krankheiten, Umwelteinflüsse (zum Beispiel Lärm, Schlafentzug, ständig hohe körperliche Belastung), emotionale Faktoren (seelische Probleme, Einsamkeit) sowie Einflüsse aus dem Berufsalltag (wie Mobbing, Leistungsdruck, zu viel oder zu wenig Verantwortung).

Stress wirkt sich sowohl auf die Psyche als auch auf die Befindlichkeit des Körpers aus. Stress bewirkt die Ausschüttung von klassischen Stresshormonen wie Adrenalin und Cortisol (umgangssprachlich auch Kortison genannt). Diese können bei ständiger Aktivierung zu Blutdruckerhöhung, Diabetes und Depressionen oder auch durch Hemmung des Immunsystems zu Infektionskrankheiten führen.

Vor etwa 20 Jahren wurde erstmalig ein möglicher Zusammenhang zwischen Magnesium und Stress beschrieben. Dabei konnte gezeigt werden, dass eine mehrtägige Magnesiumgabe bei Ratten die Ausschüttung und Wirkung von Stresshormonen vermindert. Ferner konnte ein deutlicher Abfall der Magnesiumspiegel im Blut von Tieren und Menschen bei Stressituationen festgestellt werden.

Lärmstress und Magnesium

Eine der wichtigsten stressauslösenden Umweltbelastungen ist Lärm. Bereits frühere Studien beschrieben, dass eine chronische Lärmbelastung zu einer Erhöhung der Stresshormonfreisetzung und Abnahme der Magnesiumkonzentration in den Zellen führt. Des weiteren bewirkt eine zirka 4-stündige Lärmbelastung von etwa 100 bis 110 Dezibel (entspricht Diskomusik oder „Ghettoblaster", Motorsäge, Autohupe) eine vermehrte Ausscheidung von Magnesium im Harn. Umgekehrt kann ein bestehender Magnesiummangel unter Umständen das Risiko für Lärmschwerhörigkeit steigern.

Auch die altersbedingte Abnahme des Hörvermögens scheint mit der Magnesiumzufuhr in Zusammenhang zu stehen. Bei den Maabans zum Beispiel, einem Stamm im Sudan, der sich magnesiumreich ernährt (viel Gemüse, wenig Fleisch) und in einer ruhigen Umgebung lebt, ist die Altersschwerhörigkeit unbekannt. Diejenigen Stammesbewohner, die in die Großstadt ausgewandert sind, zeigten dagegen eine Einschränkung des Hörvermögens im Alter, was neben der städtischen Lärmbelastung auch auf eine Rolle von Magnesium als Lärm(Stress)mineral deuten könnte. Magnesium ist nämlich wichtig für den Stoffwechsel der so genannten Haarzellen im Innenohr, wo der Schall in elektrische Impulse übersetzt wird.

In einer Studie bei Rekruten in der Grundausbildung, die täglich hohen Lärmbelastungen ausgesetzt waren (vor allem durch Schießtraining), konnten durch die Gabe von Magnesium positive Effekte auf die Hörschwelle erzielt werden. In einer Folgeuntersuchung wurde der schützende Effekt von Magnesium auf das Hörorgan bei 20 männlichen Versuchspersonen, die einer 10-minütigen Lärmbelastung von 90 Dezibel ausgesetzt waren, bestätigt.

Körperliche Leistungsfähigkeit und Magnesium

Es ist bekannt, dass Schlafentzug ein stressauslösender Faktor ist. Ein länger dauernder Schlafentzug führt sowohl zu einer erhöhten Konzentration an Stresshormonen wie auch zu einer Verminderung der Magnesiumkonzentration in den Zellen. Ein chronischer Schlafentzug beeinträchtigt die körperliche Leistungsfähigkeit. Durch die Gabe von 100 mg Magnesium pro Tag konnte bei gesunden Versuchspersonen, die unter experimentellen Schlafentzug gesetzt wurden, deutliche Verbesserungen in der körperlichen Leistungsfähigkeit erzielt werden.

In einer weiteren Studie führte eine Magnesiumgabe im Vergleich zum Placebo zu deutlich günstigeren biochemischen Reaktionen nach einer kurzen körperlichen Stressreaktion.

Fazit:
- Eine adäquate Magnesiumversorgung schützt vor gewissen stressinduzierten Krankheiten wie Lärmschwerhörigkeit.

- Eine adäquate Magnesiumversorgung ist wichtig für eine gute körperliche Leistungsfähigkeit.
- Alkoholiker und Diabetiker sollten auf ihre Magnesiumversorgung achten.
- Magnesium hilft bei Bluthochdruck und Krämpfen während der Schwangerschaft.

Zu viel Kaffee macht ängstlich 25

Die Geschichte des Kaffees ist von Mythen und Legenden umwoben und stellt daher für einen Historiker eine echte Herausforderung dar. Der Name Kaffee stammt von Kaffa ab, einer Provinz im Südwesten Äthiopiens, wo erstmalig wahrscheinlich im 9. Jahrhundert Kaffeebohnen entdeckt wurden. Der Legende nach fiel einem dort ansässigen Ziegenhirten auf, dass einige seiner Tiere, die von einem ihm unbekannten Strauch mit weißen Blüten und roten Früchten gefressen hatten, nachts munter umhersprangen, während die anderen Tiere müde waren. Nachdem er selbst von diesen mysteriösen Früchten gekostet hatte, tanzte er angeblich lustig und fröhlich herum. Er zeigte seinen Fund dem Prior des nahe gelegenen Klosters. Dieser bereitete aus den Früchten einen Aufguss, trank ihn und konnte danach nicht schlafen. In weiterer Folge kosteten auch die Mönche in dem Kloster dieses Wundergetränk und konnten fortan ohne das gewohnte Schlafbedürfnis bis tief in die Nacht hinein wach sein, beten und Gespräche führen.

Der Kaffee breitete sich in Folge zunehmend in der arabischen Welt aus, und bereits im 13. Jahrhundert war die belebende Wirkung des Kaffees auf Körper und Geist in der gesamten islamischen Welt bekannt. Das erste Kaffeehaus öffnete Mitte des 16. Jahrhunderts in Istanbul. Von dort begann der Siegeszug des Kaffees nach Europa.

Die Bestandteile des Kaffees und ihre (Neben)Wirkungen

Kaffee besteht aus einer Vielzahl an Wirksubstanzen. Die bekannteste ist Koffein (s. unten). Außerdem enthält Kaffee Mineralstoffe (vor allem Magnesium und Kalium), B-Vitamine (Niacin, Riboflavin, Pantothensäure, Pyridoxin, s. Übersicht 1, S. 184 ff.) und antioxidative Wirksubstanzen (Polyphenole, s. Kapitel 18, und Vitamin E, s. Übersicht 1), die freie Radikale unschädlich machen können. Dabei scheinen vor allem die antioxidativen Komponenten wünschenswerte Wirkungen zu entfalten und etwa vor der Entstehung des Typ-II-Diabetes (Alters- oder Wohlstandsdiabetes) zu schützen. Außerdem enthält Kaffee jedoch auch – abhängig vom Mahlungsgrad – gesättigte Fette sowie Cafestol und Kahweol (Diterpene). Diese können bei erhöhtem Kaffeekonsum unter Umständen zu einer Erhöhung des Triglyzeridspiegels (= häufigstes Nahrungsfett) sowie des Cholesterin- und Homocysteinspiegels (Risikofaktor für Arteriosklerose) im Blut führen. Ob dies langfristig gesundheitsschädigende Auswirkungen hat, ist noch offen.

Die aktivierende und bekannteste Komponente des Kaffees ist Koffein. Koffein ist die am meisten konsumierte psychomotorisch stimulierende Substanz auf der Welt. Außer im Kaffee findet es sich vor allem auch im schwarzen und grünen Tee. Zusätzlich werden jedoch nicht unbeträchtliche Mengen an Koffein über gewisse Softdrinks und in den letzten Jahren zunehmend über Energy- bzw. Powerdrinks zugeführt. Der Koffeingehalt der einzelnen Getränke variiert zwischen 40 und 150 mg pro Tasse (zirka 150 ml) für Kaffee, 24 und 50 mg pro Tasse für Tee, 20 und 35 mg für Cola (zirka 250 ml) und üblicherweise 80 mg pro Dose für Energydrinks. Schätzungen zufolge nimmt weltweit jeder Mensch pro Tag ungefähr 70 mg Koffein auf. In Österreich und Deutschland bewegt sich die tägliche Koffeinzufuhr für Erwachsene in einem Bereich von 200 und 300 mg.

Koffein wirkt über das Adenosin, eine körpereigene Substanz, die die Ausschüttung von belebenden und aktivierenden Botenstoffen (zum Beispiel Dopamin oder Noradrenalin) hemmt. Koffein blockiert die Bindung des Adenosins an seinen Rezeptor (Andock- oder Bindungsstelle) und hemmt dadurch die ruhigstellende Wirkung des Adenosins. So werden vermehrt stimulierend wirkende Botenstoffe an Nervenzellen freigesetzt. Das Ergebnis ist eine Erhöhung der Aufmerksamkeit und geistigen Regsamkeit durch Koffein. Die positiven, belebenden Effekte einer Tasse Kaffee sind jedem bekannt. Nach dem Konsum koffeinhaltiger Getränke fühlt man sich produktiv, ideenreich, energiegeladen und selbstsicher. Vor allem aus letzteren Gründen sind Energydrinks bei Jugendlichen und Yuppies sehr beliebt. Außerdem steigt nach einer üblichen Dosis von Koffein die Konzentrationsfähigkeit und unter Umständen auch die Geselligkeit.

Aufgrund gewisser Gewöhnungseffekte wirkt Koffein vor allem bei Menschen, die wenig Koffein konsumieren. Bei „Kaffeesüchtigen", die stündlich zum Kaffeeautomaten gehen, wird Koffein eher keine zusätzlichen belebenden Wirkungen zeigen. Damit die leistungssteigernden Wirkungen eintreten, sollten mindestens 1,5 bis 2 Stunden (unter Umständen auch mehr) zwischen zwei Tassen Kaffee vergehen.

Neben den oben erwähnten wohlbekannten Effekten des Koffeins auf die Leistungsfähigkeit und Stimmungslage existieren auch noch andere Wirkungen dieser „Volksdroge", die allgemein weniger bekannt sind. Dazu gehört der analgetische, also schmerzstillende Effekt des Koffeins. Koffein ist in verschiedenen Schmerzmitteln enthalten, und experimentelle Studien zeigten, dass es die Aktivierung jener Nervenfasern, die Schmerzreize weiterleiten, hemmen kann. Die analgetischen Wirkungen des Koffeins sind im Vergleich zu herkömmlichen schmerzstillenden Mitteln gering. Jedoch kann es durch die bereits erwähnten Effekte auf Schmerzfasern und durch eine Verbesserung der Stimmungslage bei Schmerzen unterstützend wirken. Bekannt sind diese Wirkungen vor allem bei Kopfschmerzen.

Ein möglicher Zusammenhang zwischen Koffein und Angstzuständen wurde erstmalig vor zirka 30 Jahren beschrieben. Dabei zeigten Patienten mit psychischen Erkrankungen, die mehr als 1 000 mg Koffein pro Tag konsumierten (entspricht ungefähr zehn Tassen eines mittelstarken Kaffees oder zirka 13 Energydrinks), deutliche Angstsymptome. Nachfolgende Studien, bei denen hohe Koffeindosen an gesunden Versuchspersonen getestet wurden, bestätigten die Verdachtsdiagnose eines „Koffeinismus". In einer Untersuchung bei spanischen Studenten etwa gingen ansteigende Dosen von Koffein (75 bis 300 mg) in einer Tasse Kaffee mit erhöhter Aufmerksamkeit einher, aber auch einem ansteigenden Angstempfinden (erhoben durch einen „Angstfragebogen"). Die Wirkungen waren interessanterweise vor allem bei den männlichen Versuchspersonen messbar.

In einer weiteren Untersuchung bei englischen Studenten wurde gleichermaßen eine geringfügige Steigerung des Angstniveaus bei durchaus üblichen Koffeinmengen (zirka 200 bis 250 mg) registriert. Ferner zeigten Erhebungen an Teenagern mit hohem Koffeinkonsum ebenfalls ein höheres Angstpotential im Vergleich zu denjenigen, die täglich wenig Koffein aufnahmen.

Die angsterzeugenden Wirkungen von Koffein konnten jedoch nicht in allen Studien bestätigt werden. Sie sind wahrscheinlich nur bei Konsum von sehr hohen Mengen an Koffein relevant und bei Personen, die zu Panikattacken neigen oder die grundsätzlich ängstlicher sind. Interessanterweise scheinen Menschen, die zu Angstsymptomen neigen, Koffein auch eher zu meiden. Schließlich wurde darüber hinaus beschrieben, dass eine Koffeinabstinenz zu einer Verminderung der Angstsymptomatik bei psychiatrischen Patienten führt.

Es ist bekannt, dass Koffeinabstinenz vor allem bei Personen, die beträchtliche Mengen an Kaffee oder möglicherweise auch Energydrinks zu sich nehmen, Entzugssymptome hervorruft. Diese äußern sich häufig in Kopfschmerzen, Konzentrationsschwäche und Müdigkeit, beginnen bereits 12 bis 24 Stunden nach dem letzten Kaffee und erreichen ihren Höhepunkt üblicherweise nach 20 bis 48 Stunden. In der wissenschaftlichen Literatur sind jedoch auch ausgeprägtere Fälle beschrieben worden, bei denen deutliche Entzugssymptome nach drei bis sechs Stunden auftraten und die Nachwirkungen bis zu einer Woche andauerten.

Fazit:

- Kaffee (bzw. das Koffein) steigert die Leistungsfähigkeit.
- Kaffee vermindert das Risiko, an Typ-II-Diabetes zu erkranken.
- Einige Menschen reagieren bereits nach drei bis sechs Stunden auf eine Koffeinabstinenz.
- Hoher Kaffeekonsum kann bei eher ängstlichen Menschen Angstsymptome hervorrufen.

Die Vorstellung ist weitverbreitet, dass die Müdigkeit nach dem Essen dadurch entsteht, weil das Blut von den Hirngefäßen in die Gefäße des Magen-Darm-Traktes umverteilt wird. Man nimmt also an, dass die verminderte Sauerstoffversorgung des Gehirns schuld daran sei. Dieser Glaube blieb jahrzehntelang bestehen – trotz der Tatsache, dass die Blutversorgung des Gehirns durch eine physiologische Regulation bei einem gesunden Menschen immer auf einem bestimmten Mindestniveau aufrechterhalten wird.

Um diesem Mythos auf die Spur zu kommen, führten deutsche Wissenschaftler eine Untersuchung an 20 gesunden, jungen Freiwilligen durch. Die Versuchspersonen verzehrten zum Mittagessen eine große Pizza mit extra viel Käse. Dazu tranken sie nichtalkoholische, kohlensäurefreie Getränke. Vor und zirka 30 bis 45 Minuten nach dem Essen wurde bei den Studienteilnehmern die Hirndurchblutung in der Halsschlagader mittels eines nichtschmerzhaften Ultraschallverfahrens gemessen. Die Halsschlagader versorgt das Gehirn mit Nährstoffen und Sauerstoff. Erwartungsgemäß berichteten nach dem Essen die meisten Versuchspersonen über Müdigkeit. Jedoch war die Durchblutung in der Halsschlagader nicht vermindert, sondern im Gegenteil erhöht! Der Grund für die Müdigkeit nach dem Essen kann also nicht die Umverteilung vom Blut aus dem Gehirn in den Verdauungstrakt gewesen sein.

Was war dann die Ursache? Durch Aufnahme von Nahrung werden im Magen-Darm-Trakt Hormone aus hormonbildenden Zellen sowie Botenstoffe aus Nervenzellen freigesetzt. Diese körpereigenen Substanzen spielen eine Rolle bei der Verdauung, sind jedoch auch beim Sättigungsgefühl beteiligt. Dabei übermitteln sie ihre Informationen unter Zwischenschaltung von Nervenfasern an verschiedene Areale („Sattheitszentren") im Gehirn. Dadurch bekommen wir das Gefühl, satt zu sein, und hören auf zu essen. Einige dieser Botenstoffe, die bei Hunger- und Sättigungsmechanismen beteiligt sind, scheinen gleichzeitig auch auf Areale im Gehirn zu wirken, die für den Schlaf bzw. Wachzustand wichtig sind („Schlaf-Wach-Zentren").

Zu diesen werden die Orexine gezählt, welche aus Gehirnnervenzellen im Hungerzustand freigesetzt werden und Appetit hervorrufen. Außerdem ist bekannt, dass Orexine auch schlafhemmend wirken und daher für Aufmerksamkeit und Wachzustand wichtig sind. Durch reichliche Nahrungsaufnahme wird die Ausschüttung der Orexine unterdrückt, und damit würde deren hemmende Wirkung auf den Schlaf wegfallen. Ein durchaus denkbarer Mechanismus für die Müdigkeit nach dem Essen!

Diskutiert wird in diesem Zusammenhang derzeit auch die Rolle des Melatonins. Melatonin, „das Hormon der Nacht", kommt vom Einzeller bis zum Menschen vor. Es wird hauptsächlich nachts in der Zirbeldrüse aus der Aminosäure Tryptophan gebildet. Licht unterdrückt die Bildung des Melatonins. Weitere Bildungsorte sind neben der Zirbeldrüse auch die Netzhaut und der Magen-Darm-Trakt, wo sogar beträchtliche Mengen an Melatonin produziert werden können. Melatonin ist vor allem wichtig für zirkadiane Rhythmen (= 24-Stunden-Rhythmus) und die Chronobiologie (biologische Vorgänge in Abhängigkeit der Zeit, Stichwort „innere Uhr"). Eine weitere Funktion beim Menschen ist die schlaferzeugende Wirkung dieses Hormons. Vorstellbar wäre daher, dass nach einer Nahrungsaufnahme vermehrt Melatonin – möglicherweise aus dem Magen-Darm-Trakt – freigesetzt wird und in weiterer Folge Schläfrigkeit hervorruft.

Fazit:

- Die Müdigkeit nach Mahlzeiten wird nicht durch eine verminderte Hirndurchblutung hervorgerufen.
- Wahrscheinlicher ist eine Beteiligung von Hormonen und Botenstoffen, die Einfluss auf den Schlaf- bzw. Wachzustand im Gehirn haben und deren Ausschüttung durch die Nahrungsaufnahme beeinflusst wird.

Bei einer sportlichen Belastung braucht der Muskel Energie in Form von ATP (= Adenosintriphosphat). Das ATP wird für die Muskelkontraktion, also für die Kraftentwicklung, benötigt. Dieses ATP kommt aus vier Quellen (s. auch Kapitel 40, „Nahrungsergänzungsmittel für Leistungssportler"):

- Gespeichertes ATP → reicht nur für wenige Muskelzuckungen
- ATP aus Kreatinphosphat → reicht für maximal 20 bis 30 Sekunden
- ATP aus dem anaeroben (ohne Beteiligung von Sauerstoff) Abbau der Glukose (Glykolyse) → geht schnell und liefert Energie bei Kurzzeitbelastungen bis etwa zwei Minuten
- ATP aus der aeroben (mit Sauerstoff) Verbrennung von Kohlenhydraten und Fetten → liefert die hauptsächliche Energie bei Langzeit- und Ausdauerbelastungen wie etwa bei einem Lauf über 1 000 Meter

Was führt zur Ermüdung?

Unser Körper verfügt zwar über genügend Fett-, jedoch nur begrenzte Kohlenhydratreserven. Glukose wird in Form des Glykogens im Muskel gespeichert. Zirka ein halbes Kilogramm Glykogen befindet sich in der Muskulatur. In der Leber werden noch zusätzlich 100 g gespeichert. Studien konnten zeigen, dass die Glykogenspeicher bei Ausdauerbelastungen, die mehr als 60 bis 90 Minuten dauern, aufgebraucht werden. Dies ist ein Grund für die Ermüdung bei länger dauernden Belastungen. Ein weiterer Grund ist eine zunehmende Austrocknung (Dehydratation) und damit Verminderung des Blutvolumens. Dies führt einerseits zu einer Beeinträchtigung des Sauerstofftransports und andererseits zu einem Anstieg der Körperkerntemperatur, also einem Aufheizen des Körpers. Ein weiterer unerwünschter Begleiteffekt der Dehydratation (s. Kapitel 8) ist eine Erhöhung der Herzfrequenz, da das Herz ja versucht, den Volumenverlust durch einen erhöhten Herzschlag zu kompensieren.

Wie kann der Energie- und Flüssigkeitsverlust ausgeglichen werden?

Um diesen beiden beschränkenden Faktoren, also dem Aufbrauchen des Glykogens und der Dehydratation, entgegenzuwirken, wird eine regelmäßige Gabe von Getränken mit einem 5- bis 8-prozentigen Anteil an schnell verwertbaren Kohlenhydraten (entspricht 50 bis 80 g pro Liter) während der Belastung empfohlen. Mengen an Kohlenhydraten, die 8 Prozent überschreiten (typisch bei Softdrinks), sind ungünstig. Dies liegt an der relativ hohen freien Teilchenkonzentration der Lösung (so genannte hohe Osmolarität). Flüssigkeiten und sich darin befindende Nährstoffe und Elektrolyte werden nämlich am schnellsten aufgenommen, wenn sie *isoton* oder leicht *hypoton* sind.

Isoton bedeutet, dass die gelöste Teilchenmenge pro Liter Lösung (= Osmolarität) derjenigen des gelösten Anteils im Blut entspricht. Dies ist bei 300 Milliosmol pro Liter der Fall und liegt etwa bei einer 0,9-prozentigen Kochsalzlösung vor, also wenn man 9 g Kochsalz in einem Liter Wasser löst.

Eine *hypotone* Lösung weist weniger freie Teilchen pro Liter auf, wohingegen eine *hypertone* Flüssigkeit mehr gelöste Teilchen enthält. Leitungswasser und Mineralwässer sind normalerweise hypoton; Milch und brauchbare Sportlergetränke sind isoton bzw. nahezu isoton; Säfte, Softdrinks (mit Zucker gesüßt) und Kaffee sind hyperton. Empfehlenswert beim Sport sind Getränke mit einer Osmolarität zwischen 200 und 300 Milliosmol pro Liter.

Was sollte noch beachtet werden?

Im Anschluss an die sportliche Betätigung ist die Wiederauffüllung der Kohlenhydratspeicher vorrangiges Ziel, dies vor allem, wenn ein intensives Trainingsprogramm mit häufigen Belastungen geplant ist. Auch hier ist das Trinken von Getränken mit einem 5- bis 8-prozentigen Anteil an Kohlenhydraten sinnvoll. Außerdem wird neuerdings von einigen Sportwissenschaftlern empfohlen, unmittelbar nach der Belastung zusätzlich Proteine zuzuführen. Erklärt wird diese Empfehlung durch den Umstand, dass im Rahmen einer intensiveren körperlichen Belastung Muskeleiweiß verbraucht und die Muskulatur geschädigt wird. Das Ausmaß dieses Effektes ist von Intensität und Dauer der Anstrengung abhängig.

Die Ursachen sind: erstens die Verwendung von gewissen Aminosäuren als Energielieferant sowie zweitens eine mechanische Beanspruchung der Muskulatur und vermehrte Produktion von zellschädigenden freien Radikalen. Da der Muskel einen hohen Anteil an Proteinen besitzt und daher auf eine reichliche Proteinzufuhr angewiesen ist, kann die Gabe von Protein bzw. aminosäurehaltigen Getränken nach der Belastung die Regeneration des Muskels möglicherweise verbessern.

Um hochwertige Nährstoffe aufzunehmen, muss man kein teures Sportlergetränk zu sich nehmen, sondern kann beispielsweise auch Molke trinken. Molke entsteht bei der Herstellung von Quark und Käse und enthält in geringen Mengen wertvolle essentielle Aminosäuren und zusätzlich reichlich Mineralstoffe und wasserlösliche Vitamine. Der Energiegehalt der Molke ist auch deutlich geringer als jener der Kuhmilch, da nur die Proteine, jedoch kaum Milchfett in die Molke übergehen. Wegen der vermehrten Bildung von freien Radikalen während länger anhaltender körperlicher Belastungen sollte auch auf eine adäquate Zufuhr von Vitamin C und E geachtet werden.

An Elektrolyten verliert der Körper durch den Schweiß vor allem Kochsalz (NaCl/Natriumchlorid), bei hohen Schweißraten auch Magnesium. Um diesen Verlust auszugleichen, sollten Getränke für den Sport daher geringe Mengen an Kochsalz (in etwa 1 bis 1,5 g pro Liter) und unter Umständen auch Magnesium enthalten.

Zusammenfassend kann gesagt werden, dass ein Sportlergetränk in etwa 5 bis 8 Prozent schnell verwertbare Kohlenhydrate wie Glukose oder Maltodextrin und in geringen Mengen Kochsalz enthalten sollte. Ferner sollte es leicht hypoton bis isoton sein und natürlich auch gut schmecken. Ein Getränk für Wettkämpfe, das ähnlich wie ein Sportlergetränk zusammengesetzt ist, kann man sich auch zu Hause selbst zubereiten. Nachfolgend zwei Vorschläge:

- 50 g Trauben- oder Haushaltszucker plus 1 bis 1,5 g Kochsalz (ca. 1/5 Teelöffel) in einem Liter lauwarmen Wasser auflösen. Um den Geschmack zu verbessern eventuell mit Zitronensaft abschmecken.

- 500 ml ungesüßten Fruchtsaft (zum Beispiel aus Orangen oder Grapefruit) plus 500 ml Leitungswasser plus 1 bis1,5 g Kochsalz (ca. 1/5 Teelöffel).

Das so zusammengestellte Getränk sollte aufgrund des Zuckergehalts kühl gelagert werden. Bei mittleren Belastungen, die üblicherweise weniger als 45 bis 60 Minuten dauern, reicht es in der Regel aus, Wasser zu trinken.

Wichtig ist, dass bei Wettkämpfen nur erprobte Getränke verwendet werden. Da der Körper sich auf ein neues Getränk erst einstellen muss, ist es nicht empfehlenswert, bei einem Wettkampf Neues auszuprobieren.

Bei heißer Umgebungstemperatur und langer Wettkampfdauer sollten in regelmäßigen Abständen (etwa alle 15 bis 20 Minuten) 100 bis 200 ml Flüssigkeit zugeführt werden. Im Anschluss an die Belastung erfolgt dann die vollständige Hydratation.

Noch einige Fakten zum Flüssigkeitsverlust bei Sport

Flüssigkeit geht bei länger dauernden körperlichen Tätigkeiten hauptsächlich über den Schweiß verloren (s. Kapitel 8). Geschätzte Schweißraten für unterschiedliche Sportarten sind in Tabelle 4 angeführt.

Sportart	Mittlerer Schweißverlust (Liter pro Stunde)
Radfahren	0,80
Cricket	0,87
Laufen	1,10
Basketball	1,11
Fußball	1,17
Rugby	2,06

Tabelle 4. Mittlerer Schweißverlust bei verschiedenen Sportarten

120

Dabei variiert die Schweißrate bei verschiedenen sportlichen Tätigkciten in Abhängigkeit von Art, Dauer, Intensität, Umgebungsbedingungen (Temperatur, Luftfeuchtigkeit, Wind), Kleidung sowie individuellen Faktoren (Geschlecht, Hydratationsstatus, Akklimatisation).

Eine sehr ungünstige Kombination für Schwitzen ist zum Beispiel: Hohe Umgebungstemperatur an einem heißen Sommertag plus hohe Luftfeuchtigkeit nach einem Regenguss plus kein Wind plus geringer Hydratationsstatus (wenig getrunken) und eventuell zu warme Kleidung. Unter diesen Umständen verdunstet der Schweiß nicht, und es kann keine Wärme abgegeben werden – die Folge ist ein Hitzestau und vielleicht ein Kollaps. Außerdem versucht der Körper, durch vermehrte Schweißbildung Wärme abzugeben, was die Entstehung einer Dehydratation beschleunigt.

Eine interessante Beobachtung ist, dass vor allem Langstreckenläufer, aber auch andere Sportler häufig zu wenig trinken. Die wichtigsten Gründe sind dabei Vergesslichkeit, ungenügende Kenntnis über die Bedeutung der Hydratation für die Leistungsfähigkeit, die Angst vor einer Überfüllung des Magens und damit verbundenen Beschwerden sowie die Befürchtung, während des Wettkampfes urinieren zu müssen. Außerdem wird durch die Befeuchtung des Mundes („Spülen und Ausspucken") das Durstgefühl teilweise unterdrückt. Schließlich spielen Geschmack und Energiegehalt der Getränke ebenfalls eine Rolle.

Bedacht werden sollte jedoch, dass bereits ein Wasserverlust von 2 Prozent der Körpermasse (entspricht zirka 1½ bis 2 Stunden Laufen oder Radfahren bei einem 75 kg schweren Mann, s. Tabelle 4) in einer heißen Umgebung (31 bis 32 Grad Celsius) die Ausdauerleistungsfähigkeit deutlich herabsetzt. Interessanterweise hat der gleiche Flüssigkeitsverlust bei kühleren Umgebungstemperaturen von 20 bis 21 Grad Celsius einen deutlich geringeren negativen Effekt auf die Leistungsfähigkeit.

Wie kann der Flüssigkeitsbedarf geschätzt werden?

Ein üblicher Flüssigkeitsverlust bei einem Marathonlauf beträgt in etwa 3 bis 6 Liter. Die Schweißproduktion und damit der Flüssigkeitsverlust bei einer Ausdauerbelastung ist individuell unterschiedlich. Zwei gleich große und gleichaltrige Marathonläufer müssen nicht unbedingt denselben Wasserbedarf während eines Wettkampfs haben, auch wenn sie gleich schnell laufen. Zur Abschätzung des Flüssigkeitsbedarfs können zwei einfache Methoden herangezogen werden:

1. Bestimmung des Körpergewichts vor und nach einem Wettkampf. Wiegt ein Tennisspieler vor einem langen Match 70 kg, danach 68 kg, so weist er insgesamt einen Flüssigkeitsdefizit von zirka 2 Liter auf. Der Anteil an Körpermasse, der durch den Energieverbrauch verloren gegangenen ist und nicht ersetzt wurde (wenn nur Wasser getrunken wurde), wird in dieser Überlegung nicht berücksichtigt. Er fällt jedoch deutlich geringer aus als der Flüssigkeitsverlust aus, zum Beispiel verbraucht ein normalgroßer Erwachsener bei einem mittelschweren 2- bis 3-Stunden-Tennismatch in etwa 3 600 bis 4 200 Kilojoule (ungefähr 900 bis 1 000 Kilokalorien), was zirka 100 g Fett entspricht. Der Wasserlust bei dieser Belastung beträgt jedoch mindestens das 10- bis 15 fache.

2. Beobachtung der Harnfärbung. Je mehr Flüssigkeit durch Schwitzen verloren geht, also je mehr wir dehydrieren, desto dunkler wird der Harn. Dies erfolgt aufgrund von Regulationsmechanismen in der Niere, die durch die vermehrte Konzentrierung („Eindickung") des Harns einem weiteren Flüssigkeitsverlust entgegenwirken. Eine normal hydrierte Person uriniert in regelmäßigen Abständen (etwa 4- bis 8-mal pro Tag) einen hellen, leicht gelblich gefärbten Harn. Bei Dehydratation werden nur geringe Mengen eines dunklen Harns abgegeben.

Was sind allgemeine Trinkempfehlungen vor und während einer Ausdauerbelastung?

- 400 bis 600 ml 2 bis 3 Stunden vor dem Wettkampf, so dass noch Zeit bleibt, überschüssiges Wasser auszuscheiden
- 100 bis 200 ml 15 bis 20 Minuten vor Beginn des Wettkampfs
- 100 bis 200 ml alle 15 bis 20 Minuten während des Wettkampfs

Untersuchungen aus verschiedenen Ländern haben ergeben, dass von etwa 15 Prozent der Paare in der westlichen Welt der Kinderwunsch unerfüllt bleibt. Dabei liegt die Ursache bei bis zu 40 Prozent der Fälle allein bei den Männern. Ein normales Ejakulat weist normalerweise ein Volumen von 2 bis 6 ml mit einer Spermienanzahl von mehr als 20 Millionen pro Milliliter auf. Es ist wohlbekannt, dass Quantität und/oder Qualität der Samenflüssigkeit im zweiten Lebensabschnitt allmählich abnehmen. Außerdem weisen vereinzelte Studien darauf hin, dass die Männer allgemein zunehmend unfruchtbarer werden. Dabei zeigte sich zum Beispiel, dass die Spermienanzahl zwischen 1940 und 1990 um zirka 50 Prozent abnahm. Neben verschiedenen Erkrankungen, etwa angeborenen Störungen, Infektionen der Geschlechtsorgane und medikamentösen Ursachen, werden vor allem Umweltfaktoren für eine schlechte Spermienqualität verantwortlich gemacht.

Zu den bekanntesten „Spermientötern" gehören Rauchen und Alkoholmissbrauch, aber auch Stress und hohe Temperaturen in der Hodengegend, beispielsweise durch häufiges Tragen von engen Hosen. Ferner scheint sich eine erhöhte Aufnahme der Schwermetalle Blei und Cadmium toxisch auf die Spermienproduktion auszuwirken. Auch eine nicht ausreichende Zufuhr von bestimmten essentiellen Nährstoffen wirkt sich negativ auf die Spermienproduktion aus. Neben Vitamin C und E sowie Folsäure benötigen die Hoden die essentiellen Spurenelemente Selen und Zink für eine adäquate Produktion von hochwertigen Spermien.

Zink ist Bestandteil von vielen Enzymen im Körper und bei verschiedenen Stoffwechselreaktionen und im Wachstumsprozess beteiligt. Zink spielt jedoch auch eine lebenswichtige Rolle für die normale Entwicklung der Hoden sowie für Bildung und Beweglichkeit der Spermien. Die Konzentration von Zink in den männlichen Geschlechtsorganen ist im Vergleich zu den anderen Organen sehr hoch. Bei einem Samenerguss gehen dem Körper etwa 0,5 mg Zink verloren. Um diesen Verlust auszugleichen, muss ein Mann zirka 1,5 Eier oder ein kleines Schnitzel essen. Austern sind eine unübertreffliche Zinkquelle. Eine Auster deckt den gesamten männlichen Tagesbedarf an Zink. Giacomo Casanova (1725–1798) hat sich auf die Kraft von

Austern verlassen, nicht zu unrecht, wie man weiß. Vor allem Vegetarier, die sexuell sehr aktiv sind, müssen auf eine adäquate Zinkzufuhr achten, da die Aufnahme von Zink aus vegetarischer Kost im Darm schlechter ist als die aus tierischer Nahrung. Aus vereinzelten Studien ist bekannt, dass durch eine zusätzliche Verabreichung von Zink, teilweise in Kombination mit Folsäure, die Spermienanzahl und -beweglichkeit bei unfruchtbaren Männern verbessert werden kann.

Neben Zink ist auch Selen wichtig für die Spermien. Menschliche Spermien sind besonders anfällig für einen „biologischen Angriff" durch freie Radikale (s. Kapitel 2). Sie werden in geringen Mengen im Körper selbst gebildet, etwa bei der Energiegewinnung in der Zelle oder bei der Abwehr von Keimen im Immunsystem. In reichlichen Mengen entstehen sie jedoch durch äußere Einflüsse wie Luftschadstoffe (Ozon), aber auch bei einer ungesunden Lebensweise, hier vor allem durch Rauchen. Um freie Radikale zu beseitigen, stehen dem Menschen verschiedene körpereigene Enzyme und gewisse Vitamine, vor allem Vitamin C und E, die über die Nahrung zugeführt werden müssen, zur Verfügung. Wenn dieses antioxidative System nicht ausreicht, also zu viele freie Radikale gebildet werden, kommt es zum so genannten oxidativen Stress. Dies ist insbesondere bei ständigem Inhalieren von Zigarettenrauch der Fall.

Selen (von griech. Selene: Mond, Mondgöttin), welches im Jahre 1817 von dem schwedischen Chemiker Jöns Jacob Freiherr von Berzelius (1779–1848) entdeckt wurde, ist Bestandteil eines sehr wirksamen antioxidativen Enzyms, der Glutathion-Peroxidase. Vor allem aus diesem Grund benötigen die Spermien Selen, damit sie nicht durch den Angriff der freien Radikale geschädigt werden. In einer Studie, die unfruchtbare Schotten untersuchte, führte eine Gabe von Selen zu einer verbesserten Beweglichkeit der Spermien im Vergleich zu den Versuchspersonen, die ein Placebopräparat erhielten. Außerdem wurden fünf der Probanden, die Selen erhielten, in weiterer Folge Vater, in der Placebogruppe wurde das keine Versuchsperson.

Erwähnenswert ist, dass eine langfristige hochdosierte Gabe von Zink und Selen sich unter Umständen auch nachteilig auf die Spermienfunktion auswirken kann. Daher sollte das primäre Ziel eine gesündere Lebensweise sein, also wenig Umwelttoxine (Rauchen!), mehr Obst und Gemüse bzw. zink- und selenreiche Lebensmittel. Supplementationen sollten prinzipiell nur über einen begrenzten Zeitraum erfolgen.

Fazit:

- Männer mit Kinderwunsch sollten auf eine adäquate Vitamin-, Zink- und Selenversorgung achten.
- Rauchen, Alkohol und Stress sind schlecht für die Spermienqualität.

Verbessert Kaugummikauen die Gedächtnisleistung?

29

Kaugummikauen ist eine sehr alte Sitte. Bei Ausgrabungen in Südschweden wurde in einer 9 000 Jahre alten Siedlung wahrscheinlich der bislang älteste Kaugummi gefunden. Er bestand aus einer Mischung von Birkenharz und Honig. Nicht nur in Schweden, auch in Ägypten sollen die Menschen vor über 3 500 Jahren zur Erfrischung ihres Atems kleine Kugeln aus Melone, Myrrhe und Weihrauch gekaut haben. Die antiken Griechen verwendeten das Harz des Mastixbaums, in Südamerika kauten die Menschen „Chicle" (so nannten die Mayas den eingedickten Saft des Sapotillbaums), und in Nordamerika schließlich griffen die Indianer auf der Suche nach Kaugenuss und Atemfrische auf Fichtenharz zurück (Genaueres auf www.wrigley.de/web/home/index.htm; www.kau-gummi.de). Bereits 1939 fand Prof. H. L. Hollingworth von der New Yorker Columbia University heraus, dass Kaugummikauen entspannend wirkt. US-amerikanische Soldaten erhielten daraufhin im Zweiten Weltkrieg sowie im Korea- und Vietnamkrieg Kaugummis.

Vorteile des Kaugummikauens

Durch Kaugummikauen wird die Speichelsekretion angeregt. Dies bewirkt eine Erhöhung des pH-Wertes im Speichels, der Speichel wird also alkalischer (von pH-Wert 6–7 in Ruhe bis pH-Wert 7,5 unter Kaubedingungen). Dadurch wird ein Abpuffern bzw. „Abfangen" von Säuren, die durch Bakterien in der Mundhöhle aus Nahrungszuckern gebildet werden und in weiterer Folge den Zahnschmelz angreifen, begünstigt. Das ist ein wohlbekannter, nützlicher Effekt des Kauens von zuckerfreien Kaugummis in der Kariesprophylaxe.

Weniger bekannt ist jedoch, dass Kaugummikauen auch die Gedächtnisleistung verbessert. Passionierte Kaugummikauer glauben an die positive Wirkung des „Gummis" auf mentale Leistungsfähigkeit und Konzentration. Untersucht wurde dieser Zusammenhang erstmalig 2002 durch britische Wissenschaftler aus Newcastle. An der Studie nahmen 75 gesunde, junge Erwachsene teil. Diese wurden nach dem Zufallsprinzip in drei gleich große Gruppen zugeteilt. Die erste Gruppe („Kaugummigruppe") kaute während der Versuche einen zuckerfreien Kaugummi („Wrigley's Extra Spearmint®"), die Versuchspersonen der zweiten Gruppe („Scheinkauer") kauten ohne Kaugummi, während die Teilnehmer der letzten Gruppe als nichtkauende Kontrolle dienten.

Verschiedene Aspekte der geistigen Leistungsfähigkeit wie Aufmerksamkeit und Gedächtniskapazität wurden unter Verwendung eines computerunterstützten Programms untersucht. Dabei wurden den Versuchspersonen aus allen drei Gruppen verschiedene Aufgaben gestellt, die die einfache Reaktionszeit, Aufmerksamkeit, räumliches und numerisches Gedächtnis sowie Abrufen von Wörtern und Bildern testen sollten. Das markanteste Ergebnis der Studie war eine Verbesserung eines Gedächtnistests bei den Teilnehmern der Kaugummigruppe, bei der sie sich an Wörter erinnern mussten. In einer weiteren Studie konnte gezeigt werden, dass Kaugummikauen auch bei Lernprozessen unterstützend wirkt. Ein möglicher Grund für diese positiven Wirkungen des Kaugummikauens kann darin liegen, dass durch die Kaubewegungen eine verbesserte Durchblutung von bestimmten Hirnarealen, die unter anderem für das Gedächtnis wichtig sind, erreicht wird.

Fazit:

■ Kauen von zuckerfreiem Kaugummi verbessert gewisse Gedächtnisfunktionen und das Konzentrationsvermögen.

- Kaugummikauen entspannt.
- Kauen von zuckerfreien Kaugummi schützt vor allem in Verbindung mit einer zuckerarmen Kost vor Karies.

Pfefferminzgeruch verbessert die Leistungsfähigkeit 30

Gerüche werden in den Sinneszellen der Riechschleimhaut, welche ganz oben in der Nasenhöhle liegt, wahrgenommen. Rund 10 000 verschiedene Düfte kann unsere Nase unterscheiden – im Gegensatz zu nur vier Geschmacksrichtungen (süß, sauer, bitter, salzig; diskutiert wird auch ein eigener Umami-Geschmack, der durch Glutamat hervorgerufen wird). Über die Sinneszellen werden die Geruchseindrücke über Nervenbahnen zum Riechhirn und von dort in verschiedene Hirnareale weitergeleitet. Einer der Informationswege führt vom Riechhirn direkt zum Mandelkern. Er ist Teil des so genannten limbischen Systems, einem entwicklungsgeschichtlich alten Hirnareal. Im Mandelkern erzeugen die eintreffenden Duftinformationen Emotionen wie Freude, Wohlbefinden oder auch Ekel. Der Geruch von Kaffee beispielsweise ruft bei vielen Menschen ein wohliges Gefühl hervor.

Frühere Studien konnten zeigen, dass Pfefferminzgeruch die Reaktionsfähigkeit der Testpersonen und deren Präzision bei verschiedenen Aufgaben erhöht. Außerdem wurde wiederholt von einer US-amerikanischen Forschergruppe beschrieben, dass Sportler unter dem Einfluss von Pfefferminzgeruch eine bessere Leistung bei einem 400-Meter-Lauf, einem Krafttest sowie bei Liegestützen erbringen. Ferner fühlten sich die Sportler nach einer körperlichen Belastung auch weniger müde und ausgelaugt.

Diese Resultate waren Anlass für eine weitere Studie, in der die Wirkung von Pfefferminzgeruch auf typische Bürotätigkeiten untersucht wurde. An der Studie nahmen 26 Büroangestellte teil, die unter dem Einfluss von Pfefferminzgeruch, bzw. bei der Kontrollgruppe ohne Geruch, verschiedene Tests durchführen mussten, wie Wörter am Computer tippen oder sich an Begriffe erinnern. Dabei zeigte sich, dass unter der Einwirkung von Pfefferminzgeruch die Versuchspersonen deutlich schneller und genauer beim Tippen waren als bei Tests ohne Pfefferminzgeruch. Das Erinnerungsvermögen blieb jedoch bei den Versuchen unbeeinflusst.

In einer nichtpublizierten Studie untersuchten dieselben Wissenschaftler (die Gruppe um Bryan Raudenbush, Jesuiten-Universität, Wheeling) den Effekt von verschiedenen Duftessenzen beim Autofahren. Sie beobachteten Fahrer unter dem Einfluss von Zimt- und Minzearomen sowie ohne Duftwirkung. Die Gerüche wurden über das Belüftungssystem des Fahrzeugs alle 15 Minuten für 30 Sekunden in das Innere des Autos geleitet. Nach dem Test wurden die Versuchspersonen nach ihrer subjektiven Einschätzung von Wachheit, geistiger Leistungsfähigkeit und Stimmung befragt. Es zeigte sich, dass der Geruch von Zimt und Pfefferminze typischen Symptomen einer längeren Autofahrt wie etwa Anspannung und Müdigkeit entgegenwirkte. Langes Fahren führt häufig zu gesteigerter physischer Belastung, verminderter Vitalität und damit verbunden auch erhöhtem Unfallrisiko. Dies könnte unter anderem durch das Einatmen von Pfefferminzgeruch vermindert werden.

Fazit:

- Pfefferminzgeruch steigert die Aufmerksamkeit bzw. Wachheit und damit verbunden auch die Leistungsfähigkeit.
- Pfefferminzgeruch wirkt daher unterstützend bei geistiger und körperlicher Arbeit.

Über den Zusammenhang von Hunger, Sättigung und Übergewicht

Die Anzahl an deutlich übergewichtigen bzw. adipösen Menschen in den westlichen Industrieländern nimmt kontinuierlich zu. Von leichtem bis mittelgradigem Übergewicht wird gesprochen, wenn der so genannte „Body Mass Index" (BMI) zwischen 25 und 30 liegt, wohingegen bei einem BMI von 30 oder über 30 ein schweres Übergewicht, auch Adipositas (Fettleibigkeit, Fettsucht) genannt, vorliegt. Der BMI berechnet sich aus dem Körpergewicht in Kilogramm dividiert durch die Körpergröße zum Quadrat (kg/m^2). Eine 60 kg schwere Frau mit einer Körpergröße von 1,60 m hat demnach einen BMI von 23,4. Die Häufigkeit der Adipositas in Europa liegt in der Größenordnung von 10 bis 25 Prozent. Ein hoher BMI gilt als Risikofaktor für verschiedene Erkrankungen wie Diabetes, Fettstoffwechselstörungen, Bluthochdruck, Herzinfarkt, Arteriosklerose (Arterienverkalkung) sowie Störungen des Bewegungsapparates wie etwa Arthrosen. Des weiteren leiden übergewichtige Menschen häufig auch unter psychischen Symptomen wie etwa depressiven Verstimmungen und damit verbunden einer Beeinträchtigung der Lebensqualität.

Der Hauptgrund für Übergewicht ist eine ständige positive Energiebilanz, was bedeutet, dass die Energie(Kalorien)zufuhr über einen längeren Zeitraum höher liegt als der Energieumsatz (Kalorienverbrauch). Aus diesem Grund sind die wichtigsten Maßnahmen zum Abnehmen viel Bewegung sowie eine energie(kalorien)reduzierte Kost. In diesem Teil wird auf verschiedene Faktoren eingegangen, die das Entstehen von Übergewicht begünstigen. Dazu gehören wenig Kauen und das Herunterschlingen des Essens, Fernsehen, Fast-Food-Lokale, opulente Abendmahlzeiten, Lebensmittel mit einem hohen glykämischen Index sowie die süße Verlockung Schokolade. Schließlich folgen einfache Tipps, die das Abnehmen erleichtern.

31 Der feine Unterschied zwischen Sättigung und Sattheit

Sättigung und Sattheit sind wichtige Komponenten des Energiehaushalts und damit der Gewichtsregulation. *Sättigung* ist ein kurzfristiger Mechanismus, der dazu führt, dass die Nahrungsaufnahme bei einer Mahlzeit beendet wird, während die länger andauernde *Sattheit* durch die Häufigkeit der Mahlzeiten im Laufe eines Tages bestimmt wird. Sättigung wird vor allem durch die Magendehnung und die Freisetzung von Sättigungshormonen im Magen-Darm-Trakt ausgelöst. Diese Informationen werden an die zentrale Steuerungsstelle für die Nahrungsaufnahme im Hypothalamus (ein Gebiet im Gehirn) weitergeleitet. Von dort geht es weiter in Hirnareale, über die wir das Gefühl der Sättigung wahrnehmen.

Sattheit wird insbesondere durch das Leptin, ein Hormon des Fettgewebes, vermittelt. Der Grad der Sättigung kann durch Abschätzen der Größe einer verzehrten Mahlzeit bestimmt werden. Sattheit hingegen wird in der Regel durch die Zeit, die zwischen dem Verzehr zweier Mahlzeiten liegt, beurteilt.

Ein Ansatzpunkt in der Therapie des Übergewichts besteht darin, das Hungergefühl medikamentös zu unterdrücken. Das führt zwangsläufig zu einer verminderten Energiezufuhr und damit langfristig zum Gewichtsverlust. Jedoch sind auch andere nichtmedikamentöse Möglichkeiten vorhanden, um beispielsweise das Sättigungsgefühl zu verstärken. Dies kann etwa durch das Verzehren von Speisen mit niedrigem glykämischen Index (Stichwort „Glyx-Diät") erfolgen, was in Kapitel 35 genauer behandelt wird.

Jedoch spielen auch sensorische Faktoren im Mundbereich – wie die Berührung der Mundschleimhaut durch die Nahrung sowie Geschmack und Geruch – eine wichtige Rolle bei der Sättigung. Studien konnten zum Beispiel zeigen, dass durch ein längeres Kauen und langsameres Essen ein stärkeres Sättigungsgefühl ausgelöst wird, als das der Fall ist, wenn zerkleinerte Speisen unter Umgehung des Mundes durch eine Magensonde direkt in den Magen geleitet werden. Des weiteren ist eine gewürzte Speise sättigender als eine identisch zusammengesetzte, jedoch nicht gewürzte Mahlzeit. Aus diesen Beobachtungen ist abzuleiten, dass die sensorische Komponente der Nahrung einen entscheidenden Einfluss auf Sättigung und das nachfolgende Essverhalten hat.

Bei einer Studie an 24 gesunden jungen Frauen wurde untersucht, ob ein ausschließlicher Kontakt der Speise mit dem Mund ausreicht, um Sättigung auszulösen. Zu diesem Zweck wurden die Versuchspersonen nach Zufallsauswahl in drei Gruppen unterteilt. Die erste Gruppe („Nur Geschmack") bekam ein süß schmeckendes energie(kalorien)-reiches Getränk; sie durfte aber nur daran schlürfen und musste danach die Flüssigkeit wieder komplett ausspucken. Die zweite Gruppe („Geschmack und Verzehr") bekam das gleiche Getränk und musste es komplett austrinken. Die dritte Gruppe (Kontrollgruppe) bekam dagegen nur geringe Mengen Wasser zu trinken.

Im Anschluss an diese erste Testphase durften alle Testpersonen bei einem Mittagsbüfett nach Belieben essen. Dabei wurde genau notiert, wie viel und was von den Studienteilnehmern gegessen wurde. Die Auswertung der Untersuchung zeigte, dass die Kontrollgruppe, die ja nur Wasser getrunken hatte, erwartungsgemäß deutlich mehr beim anschließenden Mittagessen aß. Interessant war jedoch, dass es zwischen der ersten („Nur Geschmack") und zweiten („Geschmack und Verzehr") Gruppe keinen Unterschied bezüglich Menge und Energiegehalt des verzehrten Mittagessens gab. Außerdem waren die Personen, die nur schmecken durften, vor dem Mittagessen auch nicht hungriger als diejenigen, die das energiehaltige Testgetränk konsumiert hatten.

Diese Ergebnisse sind ein bemerkenswerter Hinweis dafür, dass nur durch die Stimulation der Sinneszellen im Mund (Geschmacks- und mechanische Reizung) ein Sättigungsgefühl ausgelöst werden kann. Die Gründe für diese Beobachtung sind noch rein spekulativ, denkbar ist allerdings zum einen eine direkte Aktivierung der Sattheitszentren im Gehirn oder eine durch Nervenreize hervorgerufene Freisetzung von Sättigungshormonen im Magen-Darm-Trakt. Seit den klassischen Versuchen (Konditionierungsreflexe) von Ivan Pavlov ist ja bekannt, dass allein durch psychologische Komponenten wie Vorfreude auf eine Speise oder auch Anblick, Geruch und Geschmack eines Essens der Magen-Darm-Trakt durch Nervenreize aktiviert werden kann. Dies dient vor allem als Vorbereitung für die eintreffende Mahlzeit. Über diese nervliche Aktivierung könnten daher möglicherweise auch Substanzen, die Sättigung hervorrufen, freigesetzt werden.

Fazit:

- Durch reines Schlürfen, Nippen und Kauen einer Speise wird ein Sättigungsgefühl hervorgerufen.
- Das Sättigungsgefühl ist stärker, wenn die Speise gut schmeckt bzw. gewürzt ist.
- Übergewichtige haben durch langsames Essen und langes Kauen möglicherweise weniger Appetit.

32 Zu viel Fernsehen macht dick

Bereits vor etwa 20 Jahren wurde erstmals der „dickmachende" Einfluss von Fernsehen auf Kinder und Jugendliche beschrieben. Auch bei Ausschaltung anderer Einflussfaktoren auf das Übergewicht zeigte sich dabei ein statistisch belegter Zusammenhang zwischen der täglichen Dauer des Fernsehens und dem Körpergewicht. Seit dieser Erstbeschreibung belegten zahlreiche weitere Studien den negativen Einfluss der „Flimmerkiste" auf das Körpergewicht. Die ersten Untersuchungen zu dem Thema wurden in den USA durchgeführt. Mittlerweile ist aus verschiedenen Gegenden der Welt der Zusammenhang zwischen Übergewicht und Fernsehen bei Kindern und Jugendlichen bekannt.

In einer Studie wurde ferner beschrieben, dass Kinder, die über sechs Monate hinweg in der Schule über die Nachteile des Fernsehens und Möglichkeiten der Verminderung ihres Fernsehkonsums informiert wurden, deutlich schlanker waren (gemessen mit dem BMI) als altersgleiche Kinder, die diese Informationen und Anleitungen nicht bekamen. Die Wechselbeziehung zwischen Fernsehen und positiver Energiebilanz basiert vor allem auf einer verminderten körperlichen Aktivität.

Doch weisen neuere Studien darauf hin, dass beim Fernsehen häufig auch energie- und fettreiche Speisen verzehrt werden. Das bedeutet, dass nicht nur ein geringer Energieverbrauch durch zu wenig Bewegung, sondern auch eine erhöhte Aufnahme von Energie (Kalorien) bei der Entstehung des „Fernseh"-Übergewichts eine Rolle spielen.

Auch das Körpergewicht von Erwachsenen bleibt bei zu viel Fernsehen nicht verschont. In einer britischen Studie wurden die Daten über körperliche Aktivität, die täglich vor dem Fernseher verbrachte Zeit, den BMI (Body Mass Index) und den Blutdruck von etwa 14 200 Männern und Frauen zwischen 45 und 74 Jahren ausgewertet. Dabei zeigte sich wiederum ein eindeutiger Beweis für den Zusammenhang zwischen häufigem Fernsehen und Übergewicht, aber auch einem erhöhten Risiko für Herz-Kreislauf-Erkrankung bei Studienteilnehmern. Testpersonen, die sich mehr als eine Stunde pro Woche körperlich betätigten und weniger als zwei Stunden pro Tag fernsahen, hatten einen um etwa 1,4 (Männer) oder 1,9 (Frauen) niedrigeren BMI als Teilnehmer, die von weniger bis keiner körperlichen Aktivität und einem täglichen Fernsehkonsum von mehr als vier Stunden berichteten.

Zusätzlich werden beim Fernsehen – wie schon kurz erwähnt – nicht unbedingt die gesündesten Speisen verzehrt. In einer Studie konnte gezeigt werden, dass Fernsehen während der Mahlzeiten mit einem vermehrten Konsum von Fleisch, Pizza und Snacks und weniger Obst und Gemüse einhergeht. Die Werbung im Fernsehen fördert noch die ungesunde Ernährungsweise, indem relativ häufig Lebensmittel wie Chips, Schokolade & Co, die einen hohen Fett- und Zuckergehalt haben, angepriesen werden. Eine Untersuchung aus den USA, Australien und acht europäischen Ländern zeigte zum Beispiel, dass in Ländern, in denen in der Fernsehwerbung relativ häufig energiereiche und nährstoffarme Lebensmittel angepriesen werden, auch mehr übergewichtige Kindern leben.

Fazit:

■ Zu viel Fernsehen macht in Verbindung mit wenig körperlicher Aktivität Kinder und Erwachsene dick.

■ Beim Fernsehen werden häufig ungesunde Speisen verzehrt.

Je mehr Fast-Food-Restaurants, desto mehr Übergewichtige?

Mit Ausnahme einer genetischen Veranlagung, gewissen psychischen und hormonellen Erkrankungen sowie bestimmten Medikamenten ist der Hauptschuldige für das Übergewicht in der Regel der Einzelne selbst. Jedoch ist eine „adipogene Umgebung" wahrscheinlich zusätzlich bei der Entstehung des Übergewichts bzw. der Adipositas beteiligt. Der Begriff „adipogene Umgebung" wurde Ende der 1990er Jahre kreiert. Er bezieht sich auf Umweltbedingungen, die die Entstehung der Adipositas in einer Gesellschaft begünstigen wie beispielsweise ständiges Nahrungsangebot, Bewegungsmangel sowie eine vermehrte Beeinflussung durch Medien, vor allem das Fernsehen, und auch der sozioökonomische Status spielt eine Rolle.

Dass ein häufiger Besuch von Fast-Food-Restaurants auch nicht optimal für die Gewichtsentwicklung ist, versteht sich eigentlich von selbst. Zwischen 1977 und 1995 kam es in den USA zu einer Verdreifachung des Anteils an Mahlzeiten, die täglich in Fast-Food-Restaurants verzehrt wurden. In Europa ist ein ähnlicher Trend zu beobachten. Zwei Drittel der Deutschen essen mindestens jeden zweiten Tag in Imbissbuden oder Fast-Food-Lokalen, wobei Zeitmangel ein wesentlicher Grund für den Besuch darstellt.

Der Hauptnachteil von vielen Fast-Food-Mahlzeiten ist ihr hoher Energiegehalt. Viele Menschen haben Schwierigkeiten, Mahlzeiten mit reichlich Energie (Kalorien) als solche zu erkennen und somit deren Konsum einzuschränken. Untersuchungen in England zeigten, dass der Energiegehalt von Fast-Food-Mahlzeiten bis zu doppelt so hoch lag im Vergleich zu Speisen, die den Empfehlungen für eine gesunde Ernährung entsprachen. Da ein regelmäßiger Verzehr von energiereichem Fast Food langfristig das Risiko für Übergewicht erhöht, stellte sich die Frage, ob es einen Zusammenhang zwischen der Dichte von Fast-Food-Restaurants und der Anzahl übergewichtiger Menschen in einem bestimmten Gebiet gibt. Dies wurde in einer US-amerikanischen Studie näher untersucht. Zu diesem Zweck wurden unter anderem folgende Daten aus verschiedenen Bundesstaaten der USA erhoben: Fast-Food-Restaurants pro Fläche (in Quadratmeilen), Einwohner pro Fast-Food-Restaurant, Einwohnerdichte, Anteil an adipösen Menschen sowie verschiedene demographische Daten und Daten über Ernährungsgewohnheiten. Die Analyse der vorliegenden Daten zeigte unter anderem folgende Ergebnisse:

- Die Einwohnerzahl pro Fast-Food-Restaurant variierte zwischen 7 745 für Louisiana und 19 705 für New Jersey.
- Die Häufigkeit von Fast-Food-Restaurants variierte zwischen einem Restaurant pro 1,1 Quadratmeilen im Distrikt von Columbia und einem pro 2 079 Quadratmeilen in Montana.

Bundesstaaten mit weniger Fast-Food-Restaurants pro Einwohnerdichte wiesen auch eine geringere Rate an adipösen Menschen auf; so gibt es auf Hawaii, wo zirka 17 Prozent der Bevölkerung adipös sind, etwa 16 000 Einwohner pro Fast-Food-Restaurant, wohingegen zirka 25 Prozent der Bevölkerung in Louisiana, das eine Dichte von 7 745 Einwohner pro Fast-Food-Restaurant aufweist, an Adipositas leiden.

Einschränkend sollte erwähnt werden, dass dies wahrscheinlich die einzige Untersuchung zu dem Thema ist. Ob der Zusammenhang zwischen Adipositas und Fast-Food-Restaurants auch für Mitteleuropa zutrifft, kann aufgrund fehlender Daten nur vermutet werden.

Fazit:
- Ein Fast-Food-Restaurant in unmittelbarer Nähe erhöht unter Umständen das Risiko für Übergewicht.
- Am besten und kontrolliertesten isst man zu Hause.

Machen üppige Abendmahlzeiten dicker? 34

Die Nahrungsaufnahme beim Menschen wird durch Faktoren wie genetische Disposition, physiologische und psychologische Gegebenheiten sowie soziale und kulturelle Verhältnisse beeinflusst. Normalerweise stimmen beim Menschen verschiedene physiologische Mechanismen den Energieverbrauch und die Energieaufnahme aufeinander ab, so dass unser Körpergewicht, sofern keine Störfaktoren auftreten, über einen langen Zeitraum konstant gehalten wird.

In den letzten Jahren wird in diesem Zusammenhang immer wieder eine Frage kontrovers diskutiert: Nehme ich zu, wenn ich vor allem am Abend esse? Diese Frage wird von einigen Forschern verneint. Jedoch sind die Gegner dieser Theorie häufig nicht mit den wissenschaftlichen Erkenntnissen von zirkadianen Rhythmen, also der Chronobiologie, vertraut.

Was ist überhaupt die Chronobiologie? Dieser Begriff ist zwar einer breiten Masse bekannt, wird jedoch häufig mit Esoterik in Verbindung gebracht. Die Chronobiologie befasst sich mit der zeitlichen Ordnung von physiologischen Vorgängen. Alle Funktionen im menschlichen Körper, sei es Blutdruck und Herzfrequenz, Atmung, Nierenfunktion, Körperkerntemperatur, aber auch das Freisetzungsmuster von Hormonen zeigen zeitabhängige Schwankungen, so genannte Rhythmen. Da diese Variationen häufig eine Periode (Dauer) von etwa 24 Stunden zeigen, werden sie auch zirkadiane Rhythmen genannt.

Diese Rhythmen werden durch unsere „innere" Uhr, einem kleinen Areal im Gehirn, gesteuert. Umweltsignale, vor allem das Licht, synchronisieren („einstellen") die Rhythmen auf den Hell-Dunkel-Wechsel von 24 Stunden. Die Rhythmen sind jedem Menschen angeboren und daher auch bei jedem Menschen nachweisbar. Beispiele für markante zirkadiane Variationen sind der Anstieg der Körperkerntemperatur am Nachmittag, der Abfall des Blutdrucks in der Nacht oder die Freisetzung des Cortisols, eines Stresshormons, am Morgen kurz vor dem Aufwachen.

Da alle physiologischen Vorgänge zeitabhängige Variationen zeigen, stellt sich die Frage, warum dies nicht auch für den Stoffwechsel, also den Energieverbrauch, die Verdauung und Hunger-/Sättigungsmechanismen gelten soll. Frühere Studien aus der Gruppe von Franz Halberg, einem der bekanntesten Chronobiologen, zeigten, dass bei gleichem Energiegehalt Abendmahlzeiten im Vergleich zu Mahlzeiten am Morgen zu einer Gewichtszunahme führen. In einer Nachfolgestudie bei Übergewichtigen konnte jedoch diesbezüglich kein Unterschied gefunden werden.

In einer weiteren Untersuchung verzehrten zehn Frauen eine energiereduzierte Kost – entsprechend einer klassischen Diät – entweder hauptsächlich als Morgen- oder als Abendmahlzeit. Am Ende der Studie wurde ein höherer Gewichtsverlust bei der energiereicheren Morgenmahlzeit festgestellt. Mahlzeiten, die in der Früh verzehrt werden, scheinen außerdem sättigender zu sein als am Abend gegessene Speisen. Eine neuere Untersuchung bei übergewichtigen Frauen weist ferner darauf hin, dass regelmäßiges Essen zu ähnlichen Tageszeiten im Vergleich zu unregelmäßig eingenommenen Mahlzeiten zu einer geringeren Energie(Kalorien)aufnahme, besserem Energieverbrauch und günstigeren Cholesterinwerten führt.

Fazit:
- Wer abnehmen will, sollte am Abend weniger essen.
- Morgenmahlzeiten sind sättigender als Abendmahlzeiten.
- Ein regelmäßiger Verzehr von Speisen zu ähnlichen Uhrzeiten ist hinsichtlich der Gewichtsentwicklung und des Cholesterinspiegels besser als variable Essenszeiten.

Niedrig-Glyx – Speisen zur Unterdrückung des Heißhungers 35

Der glykämische Index füllt zunehmend Programme von Symposien und Workshops, wird in gewissen Gesundheitsrichtlinien erwähnt und findet sich auf immer mehr Internetseiten, die sich mit Ernährung, Diabetes und Gesundheit befassen. Bei Eingabe „glykämischer Index" in der Google®-Suchmaschine erscheinen über 100 000 Webseiten.

Beim glykämischen Index geht es vor allem um Kohlenhydrate

In den 1970er Jahren waren Kohlenhydrate in gewissen Fachkreisen verschrien als „rein, weiß und tödlich". Seither hat sich die Reputation dieser Makronährstoffe zum Besseren gewendet, und in den letzten Jahren des vergangenen Jahrhunderts wurden die Kohlenhydrate sogar als Nährstoffe gewertet, die positive Effekte hinsichtlich der Vorbeugung von Arteriosklerose, aber auch der Gewichtskontrolle aufweisen. Dabei wird jedoch zugleich zwischen „guten" und „schlechten" Kohlenhydraten unterschieden. Diese an sich banale Klassifizierung beruht auf Unterschieden im so genannten glykämischen Index (GI) der Lebensmittel. Der Terminus „glykämischer Index" wurde erstmalig in den frühen 1980er Jahren beschrieben. Er teilt die Lebensmittel hinsichtlich ihrer Fähigkeit ein, den Blutzuckerspiegel (BZ) zu beeinflussen.

Für die Bestimmung des GI lässt man zehn Versuchspersonen zunächst 50 g Kohlenhydrate in Form von Glukose oder Weißbrot (Referenz) verzehren und bestimmt im Anschluss daran über zwei Stunden den Blutzuckerspiegel. Dieses Vorgehen wird an einem anderen Versuchstag wiederholt, doch diesmal mit dem zu testenden Lebensmittel. Danach werden unter Verwendung der erhobenen Blutzuckerwerte zwei Kurven erstellt (Referenzkurve und Testkurve, s. unten) und die Flächen unter diesen bestimmt. Die Berechnung des glykämischen Index (GI) erfolgt schließlich unter Verwendung folgender Formel:

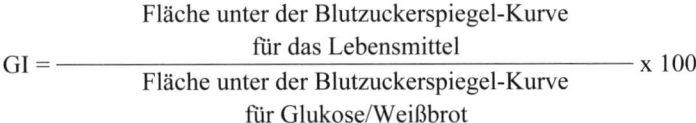

Ein GI von 100 bedeutet, dass das getestete Lebensmittel eine gleiche Reaktion auf den Blutzuckerspiegel ausgelöst hat wie Glukose bzw. Weißbrot. Lebensmittel, die den Blutzuckerspiegel langsamer und geringer anheben, haben einen niedrigeren GI (kleine Fläche unter der Kurve) als jene, die zu einem raschen und hohen Anstieg des GI führen (große Fläche unter der Kurve). Abbildung 1 veranschaulicht beispielhaft die Blutzuckerspiegel-Antwortkurve für Glukose als Referenz und Apfel als getestetes Lebensmittel.

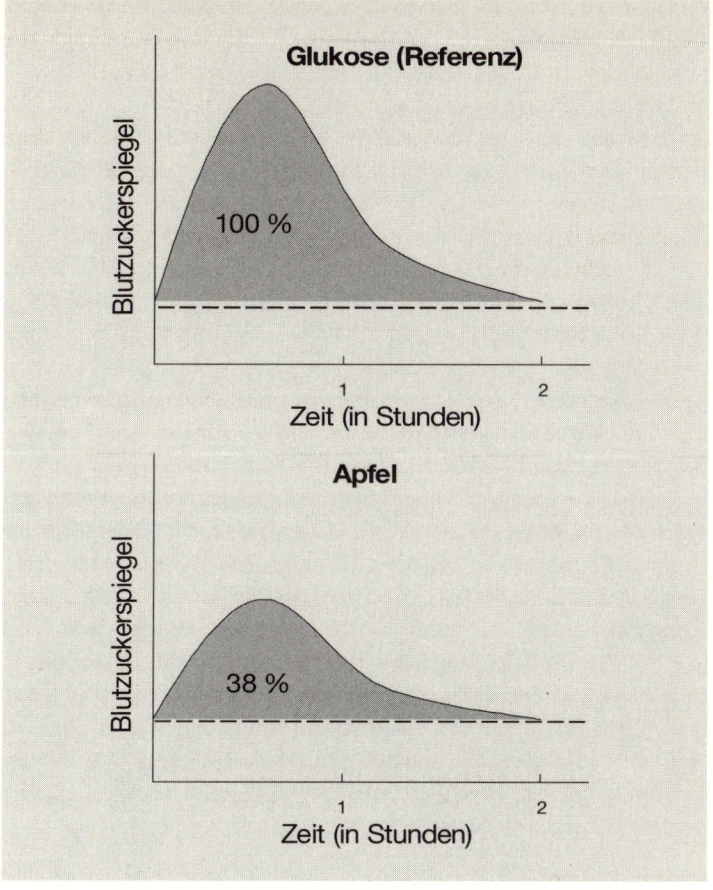

Abbildung 1. Blutzuckerspiegel-Antwortkurve für Glukose und Apfel. Die skizzierte Fläche unter der Apfelkurve entspricht näherungsweise 38 Prozent.

Der GI ist vor allem abhängig von:

* der Kohlenhydratzusammensetzung der Nahrung, also dem Anteil von vor allem Glukose, Haushaltszucker, Stärke und Ballaststoffen im Lebensmittel

- der Bearbeitung der Lebensmittel; so hat ein Apfel einen geringeren GI als Apfelsaft
- dem enzymatischen Aufschluss im Darm, also wie schnell und effizient die Verdauung funktioniert
- dem Vorhandensein von anderen Nährstoffen, die unter Umständen einen Einfluss auf Verdauung und Resorption der Kohlenhydrate haben

Wieso sind Lebensmittel mit einem hohen glykämischen Index ungünstig?

Um zu verstehen, warum Lebensmittel mit einem hohen glykämischen Index für uns eher ungünstig sind, müssen wir uns zunächst dem Zusammenhang zwischen Glukose und Insulin zuwenden.

Wenn wir eine kohlenhydrathaltige Mahlzeit essen, werden im Rahmen der Verdauung im Magen-Darm-Trakt die größeren Kohlenhydrate, vor allem Stärke, bis auf die kleinsten Bestandteile, also hauptsächlich Glukose, aufgeschlossen. Kleine, nichtgebundene Kohlenhydrate müssen nicht aufgeschlossen werden. Anschließend wird die Glukose ins Blut aufgenommen, so dass der Blutzuckerspiegel steigt. Dies führt zur Freisetzung des Insulins aus der Bauchspeicheldrüse. Insulin fördert insbesondere die Aufnahme von Glukose in Muskel- und Fettzellen. Außerdem verhindert es, dass die Glukose aus den Speichern der Leber ins Blut freigesetzt wird. Die Folge ist eine Normalisierung des Blutzuckerspiegels.

Fruktose (Fruchtzucker) wird vorwiegend in der Leber zu Glukose umgebaut oder abgebaut und führt daher zu einem geringeren Anstieg des Blutzuckerspiegels.

Verschiedene Faktoren können den Anstieg des Blutzuckerspiegels beeinflussen, dazu gehören etwa die Geschwindigkeit der Magenentleerung, wobei gilt, je langsamer die Mahlzeit den Magen verlässt, desto langsamer wird auch der Anstieg des Blutzuckerspiegels sein. Aus diesem Grund haben zuckerhaltige Getränke, die den Magen schneller verlassen in der Regel einen höheren GI als Zucker, der beispielsweise über einen Schokoriegel aufgenommen wird. Auch die Konsistenz der Speisen spielt eine Rolle, wobei feste Speisen im Vergleich zu flüssigen den Magen nicht nur langsamer verlassen, sondern sie müssen noch dazu aufgeschlossen (verdaut) werden. Dies resultiert in einer langsameren Freisetzung und Resorption von Glukose.

Schließlich entscheidet der glykämische Index der Lebensmittel über den Anstieg des Blutzuckerspiegels. Ein Lebensmittel oder eine Mahlzeit mit einem hohen GI führt zu einem raschen und hohen Anstieg des Blutzuckerspiegels und damit auch zu einer vermehrten Insulinfreisetzung. Das belastet zum einen die Bauchspeicheldrüse und führt außerdem unter Umständen zu einer nachfolgenden stärkeren Senkung des Blutzuckerspiegels als erforderlich wäre („überschießende Reaktion"). In ungünstigen Fällen kann der Blutzuckerspiegel sogar unter die untere Normgrenze absinken. Ein deutlich zu niedriger Blutzuckerspiegel (umgangssprachlich „Hypo" genannt) löst bekanntermaßen Hunger- bis Heißhungergefühle aus. Zusammenfassend sind die wichtigsten negativen Auswirkungen einer Speise mit hohem GI:

- Vermehrte Ausschüttung des Insulins → Belastung der Bauchspeicheldrüse → ungünstig bei Diabetikern
- Auslösen von Hungerattacken bei überschießender Absenkung des Blutzuckerspiegels
- Zusätzlich können hohe Blutzuckerspiegel zu einer vermehrten Bildung von zellschädigenden freien Radikalen führen

Um auch die Menge der verzehrten Kohlenhydrate zu berücksichtigen wurde vor ein paar Jahren auch der Begriff glykämische Last (GL) eingeführt. Diese berücksichtigt die gesamte verfügbare Kohlenhydratmenge in einem Lebensmittel (GL = GI mal Gramm Kohlenhydrate pro Portion/100) und ist daher ein „praxisrelevanterer" Wert. So haben Karotten und Weißbrot (Baguette) einen ähnlich hohen glykämischen Index von ca. 70. Jedoch ist aufgrund des niedrigen Gehaltes an verfügbaren Kohlenhydraten in den Karotten (ca. 5 g pro 100 g) die glykämische Last um fast das Zehnfache geringer als beim Weißbrot (ca. 50 g pro 100 g).

Wenn wir zum Beispiel eine Portion von 100 g Karotten essen, ist die glykämische Last = 70 (GI von Karotten) mal 5 (5 g verfügbare Kohlenhydrate in dieser Portion) geteilt durch 100, das entspricht einer GL von 3,5. Bei einer 100-g-Portion Weißbrot wäre die GL = 35.

Die glykämische Last ist also vor allem bei Lebensmitteln relevant, die zwar einen hohen GI haben, jedoch aufgrund der geringen Kohlenhydratmenge in einer üblichen Portion wahrscheinlich keine ungünstigen Wirkungen auf Blutzucker, Insulinausschüttung und Hungergefühl haben werden. Dazu gehören neben Karotten und Wassermelone auch der Kürbis (Tabelle 5). Eine glykämische Last unter 10 wird als niedrig bewertet, wohingegen Werte über 20 als hoch gelten.

Lebensmittel	GI (bezogen auf Glukose)	GL pro Portion*
Brezel	83	16
Cornflakes	92	24
Fanta®, soft drink	68	23
Kartoffel#	60–90	18–26
Kürbis	75	3
Pommes frites	75	22
Reis, parboiled	72	26
Rosinen	64	28
Tortilla chips	63	17
Wassermelone	72	4
Weißbrot	70	10

* Abhängig von der Portionsgröße
\# Abhängig von der Zubereitungsart

Tabelle 5. Lebensmittel mit einem hohen GI

Im Gegensatz dazu bewirken Lebensmittel mit einem niedrigen GI das Gegenteil, also einen geringeren Anstieg des Blutzuckerspiegels, Einsparen von Insulin und verspätetes Hungergefühl.

Was sind wissenschaftlich belegte Vorteile einer Kost mit niedrigem glykämischen Index?

Verschiedene Studien zeigten, dass eine Kost mit niedrigem GI das Risiko, an Diabetes zu erkranken, im Vergleich zu einer Kost mit hohem GI nachweisbar senkt. Außerdem verbessert eine Kost mit niedrigem GI die mittel- bis längerfristige Blutzuckerbelastung bei Diabetikern. Wenn sich Glukose an Hämoglobin (Hb; roter Blutfarbstoff) bindet, entsteht HbA_{1c}. Durch die genauere Bestimmung des HbA_{1c}, welches den mittleren Blutzuckerspiegel der vergangenen 6 bis 8 Wochen reflektiert, kann die Blutzuckerbelastung gemessen werden. Auch der Cholesterinspiegel im Blut wird durch reichlichen Verzehr von Mahlzeiten bzw. Lebensmitteln mit einem niedrigem GI gesenkt. Schließlich wird vermutet, dass eine Kost mit niedrigem GI überdies möglicherweise (nicht in allen Studien bestä-

Lebensmittel	GI (bezogen auf Glukose)	GL pro Portion*
Apfel	38	6
Erdnuss	14	1
Fruchtjoghurt mit/ ohne Zucker	33/14	12/2
Getrocknete Aprikose	30	8
Grapefruit	25	3
Linsen	29	5
Orange	42	5
Sojabohnen	20	1
Vollmilch	31	4

* Abhängig von der Portionsgröße

Tabelle 6. Lebensmittel mit einem niedrigen GI

tigt) zu einer Senkung des „schlechten" LDL-Lipoproteins im Blut führt. Dieses Lipoprotein ist ein anerkannter Risikofaktor für Arteriosklerose.

Außerdem: Da Speisen mit niedrigem glykämischen Index den Blutzuckerspiegel langsamer und weniger anheben, Insulin sparen und eine Unterzuckerung verhindern, sind sie innerhalb eines Zeitraums von zirka 2 bis zu 4 bis 6 Stunden nach Verzehr sättigender. Dies konnte in verschiedenen Untersuchungen gezeigt werden. Bei zwölf übergewichtigen Teenagern etwa wurde beschrieben, dass 5 Stunden nach einer Mahlzeit mit hohem GI das Hungergefühl – und damit das Essbedürfnis – größer war als nach einer Mahlzeit mit niedrigem GI. Außerdem führte letztere zu niedrigeren Insulin- und Adrenalinspiegeln im Blut. Aufgrund mangelnder Langzeituntersuchungen existiert jedoch derzeit kein Hinweis, dass eine Kost bzw. Diät mit niedrigem GI zu einer effizienten Senkung des Körpergewichts führt.

Tabelle 6 listet einige Lebensmittel mit einem niedrigen glykämischen Index auf. Wichtig! Sehr empfehlenswert sind bei Hungerattacken auch hochwertige Gemüse wie Stangensellerie, Paprika und Radieschen.

Fazit:

- Lebensmittel mit niedrigem GI sind sättigender als diejenigen mit hohem GI.
- Derzeit existiert jedoch noch kein Beweis für einen nachweisbaren Effekt einer Kost bzw. Diät mit niedrigem GI auf die Gewichtsreduktion.
- Diabetiker können von Speisen mit niedrigem GI profitieren.

36 Wie schütze ich mich vor Schokolade?

Schokolade ist eines der populärsten Lebensmittel weltweit. Sie enthält reichliche Mengen an Antioxidantien und Mineralstoffen, insbesondere Calcium, Magnesium und Kupfer. Schokolade ist nicht nur wegen ihres Geschmacks beliebt, sondern der Verzehr fördert zusätzlich auch die Freisetzung von „Glückssubstanzen" wie Serotonin und endogene Opioide im Gehirn. Ein häufiger Verzehr von Schokolade hat jedoch eine erhöhten Aufnahme von Energie (Kalorien) zur Folge; eine Tafel von 100 g enthält zirka ein Viertel des Energietagesbedarfs eines Erwachsenen. Dies begünstigt in Verbindung mit Bewegungsarmut eine Zunahme des Körpergewichts. Außerdem hat Schokolade einen hohen Fettanteil, was sich unter Umständen ungünstig auf den Blutfettspiegel auswirkt.

Aufgrund des hohen Energiegehaltes versuchen vor allem übergewichtige Menschen Schokolade zu meiden. Dies gelingt jedoch nicht immer, da Schokolade im täglichen Leben überall präsent und verfügbar ist. Doch können einfache Maßnahme wie Wegräumen oder Verstecken des „Objekts der Begierde" möglicherweise den Verzehr eingrenzen. Dies wurde in einer wissenschaftlichen Studie genauer untersucht. An der Untersuchung nahmen 16 Büroangestellte teil, die drei Wochen lang unter kontrollierten Bedingungen ihrer normalen Arbeit nachgingen.

In der ersten Woche wurde ein Behälter mit 30 Schokoladenstücken („candy kisses") gut sichtbar auf den Schreibtisch der Versuchspersonen gelegt. In der zweiten Woche wurde die Schokolade nicht sichtbar in die Schublade gelegt. In der dritten Woche schließlich wurde die Schokolade sichtbar auf ein Regal gestellt, welches ungefähr zwei Meter vom Schreibtisch entfernt war, so dass die Testpersonen aufstehen mussten, um sie zu erreichen. Jeden Abend wurden die Behälter überprüft und wieder auf 30 Schokoladenstücke aufgefüllt. Am Ende der Versuchsdauer schätzten die Studienteilnehmer, wie viel Schokolade sie während der Versuchsdauer verzehrt hatten. Die Versuchspersonen wurden vor und während der Untersuchung nicht über das Ziel der Studie („Was begünstigt den Verzehr der Schokolade") informiert. Dies hätte sie möglicherweise beeinflusst und die Ergebnisse verfälscht. Die Auswertung der Daten ergab folgendes Ergebnis:

1. Am meisten Schokolade wurde verzehrt, wenn sie gut sichtbar und leicht erreichbar auf dem Schreibtisch lag; und zwar war der tägliche Verzehr zirka 3-mal höher als bei der Schokolade, die in der

Schublade versteckt war – und 5,6-mal höher als bei jener Schokolade, die zwar sichtbar, jedoch nicht in Reichweite war.

2. Am ungenauesten waren Schätzungen über den Schokoladenkonsum bei jener Versuchsanordnung, in der die Schokolade außerhalb der Reichweite deponiert wurde: Die Testpersonen schätzten 1,1 Stück pro Tag, während der tatsächliche Konsum bei 3 Stück lag.

Aus dieser Untersuchung lässt sich vor allem ableiten, dass man Süßigkeiten im Büro besser außerhalb der eigenen Reichweite platziert, um möglichst wenig davon zu essen. Gut sichtbare Speisen in Reichweite animieren zum Essen, das ist klar. Doch diese Erkenntnisse gelten nicht nur für Schokolade, sondern wahrscheinlich auch für gesunde Lebensmittel wie Obst und Gemüse. Es ist also durchaus möglich, dass durch geschicktes Platzieren von gesunden „Snacks" auch mehr davon verzehrt wird.

Fazit:

- Wenn ein Gewichtsproblem vorliegt, sollte Schokolade gemieden bzw. schlecht erreichbar platziert werden.
- Andererseits werden vorteilhafte, gesunde Speisen, aber beispielsweise auch Mineralwässer möglicherweise mehr konsumiert bzw. getrunken, wenn sie sich im Büro gut sichtbar in Reichweite befinden.

37 Einfache Tipps, die beim Abnehmen sicher helfen

Zu den besten Maßnahmen, um abzunehmen, gehören regelmäßige körperliche Bewegung sowie eine energiereduzierte Mischkost. Dabei ist es sinnvoll, täglich in etwa 400 bis 700 Kilokalorien weniger zuzuführen als umgesetzt (verbraucht) werden. Dies führt zu einer Gewichtsabnahme von etwa 300 bis 500 Gramm pro Woche: 1 g Fett hat eine Energiegehalt von 9,3 Kilokalorien, also 500 (kcal) geteilt durch 9,3 macht ungefähr 55 g, 55 g mal 7 Tage = 385 g. Dabei ist es vernünftig, vor allem den Verzehr an tierischem Fett zu reduzieren, etwa durch Verwendung von Magermilch und -produkten, Einschrän-kung des Verzehrs von Wurst und fettreichem Fleisch, Essen von fett-armem Käse sowie geringen Gebrauch von Butter und Margarine bei der Zubereitung von Speisen.

Fehlen dürfen jedoch nicht hochwertige pflanzliche Öle wie Raps-, Walnuss- oder Olivenöl. Ebenfalls empfehlenswert ist eine Diät, die auf einem reichlichen Verzehr von Gemüse und Obst basiert (5-am-Tag-Diät auf der Webseite der Deutschen Gesellschaft für Ernährung, www.dge.de). Abzulehnen ist, mit wenigen klinischen Ausnahmen, auch eine „Nulldiät" oder „Quasi-Nulldiät", da hier die Gefahr einer Unterversorgung mit lebenswichtigen Nährstoffen besteht.

Neben der energiereduzierten Mischkost können noch einfache Maßnahmen beim Abnehmen helfen. Einige davon, die auch ihren Stammplatz in der Ernährungsberatung haben und in den vorangegan-genen Kapiteln teilweise erwähnt wurden, sind:

- Kauen Sie lange, dadurch werden die Verdauung und das Sätti-gungsgefühl angeregt.
- Konzentrieren Sie sich auf das Essen, das heißt, wenn Sie essen, tun Sie nichts anderes, wie etwa fernsehen oder Zeitung lesen.
- Meiden Sie „so weit wie möglich" verlockende Plätze wie Kon-ditoreien oder Fast-Food-Restaurants.
- Essen Sie wenn möglich immer zu ähnlichen Zeiten. Nehmen Sie sich Zeit für das Essen.
- Wenn Sie Heißhunger verspüren: Machen Sie etwas, das Ihnen Freude bereitet (Freunde anrufen oder treffen, Musik hören usw.) oder verzehren Sie Speisen mit niedrigem Fettgehalt und niedri-gem glykämischen Index.
- Lagern Sie keine Süßigkeiten und Knabbersachen in der Woh-nung.
- Nehmen Sie kleinere Portionen auf den Teller.
- Machen Sie vor dem Einkauf eine Liste, und halten Sie sich daran.
- Kaufen Sie so wenig wie möglich auf Vorrat ein.
- Gehen Sie nicht hungrig einkaufen.
- Vermeiden Sie energie(kalorien)haltige Getränke (auch Alkohol ist gemeint!), und trinken Sie viel Leitungs- oder Mineralwasser bzw. ungesüßte Kräuter- und Früchtetees.

Nahrungsergänzungsmittel

Im Verlauf des letzten Jahrzehnts ist es in den USA und in weiterer Folge in Europa zu einer explosionsartigen Zunahme von Nahrungsergänzungsmitteln und Functional-Food-Produkten (funktionelle, mit Nährstoffen angereicherte Lebensmittel) gekommen. Im Gegensatz zu früher, als bei uns nur wenige Vitamin- und Mineralstoffpräparate ausschließlich in der Apotheke erhältlich waren, wird der Konsument im Rahmen der neuen „Pillen"-zentrierten Gesundheitswelle mit einer unüberschaubaren Fülle von Produkten überflutet. Man kommt praktisch nicht mehr an den Nahrungsergänzungsmitteln vorbei, da sie nicht nur in Apotheken, sondern fast überall, inklusive Sportgeschäften, vertrieben und in den Medien auch marktschreierisch beworben werden.

Nahrungsergänzungsmittel (NEM) sind Produkte in arzneitypischer Form (Tablette, Kapsel, Pulver), die Nährstoffe und sonstige Substanzen enthalten, die zur Ergänzung der täglichen Ernährung gedacht sind. Das Spektrum reicht von Vitaminen und Mineralstoffen, vitaminähnlichen Substanzen, essentiellen Aminosäuren und Fettsäuren, Ballaststoffen, sekundären Pflanzenstoffen bis hin zu pflanzlichen Extrakten. Außerdem wird die Palette durch NEM-ähnliche Produkte, denen verschiedene wünschenswerte Effekte nachgesagt werden (Leistungssteigerung, Gewichtsabnahme, Brain Food, Anti-Aging etc.), ergänzt.

Untersuchungen in den USA sowie in Deutschland zeigten, dass zirka 20 bis 30 Prozent der Erwachsenen regelmäßig Nahrungsergänzungsmittel einnehmen. Dabei liegt die Bereitschaft, solche Präparate zu verwenden, bei Frauen deutlich höher als bei Männern. Vor allem der Glaube bzw. die Erwartung an zusätzliche positive Effekte auf diverse Funktionssysteme im Organismus sowie der Ausgleich ungesunder Lebensweisen stellen die wichtigsten Gründe für die Einnahme von Nahrungsergänzungsmittel dar. Dabei sollen Gesundheitsschäden, die durch Genussgifte, ungesunde Ernährung oder auch Bewegungsmangel verursacht werden, kompensiert werden. Auch eine Erkrankung zu heilen oder die Alterserscheinungen zu verzögern sind Gründe für die Einnahme von NEM. Interessant ist, dass Konsumenten von Nahrungsergänzungsmitteln meist ein gut ausgeprägtes Gesundheitsbewusstsein aufweisen, sich normalerweise auch gesund ernähren und somit eigentlich solche „Supplemente" (Beifügungen) am wenigsten benötigen. In weiterer Folge wird auf diverse Nahrungsergänzungsmittel, die in verschiedenen Bereichen helfen sollen, eingegangen.

Rausgeschmissenes Geld – Supplemente zum Abnehmen wirken wenig bis gar nicht 38

Die Anzahl übergewichtiger Menschen in Europa und Nordamerika steigt kontinuierlich. In den USA beispielsweise ist mehr als die Hälfte der erwachsenen Bevölkerung betroffen. Die Häufigkeit eines höhergradigen Übergewichts (Adipositas) in Mitteleuropa liegt bei etwa 20 Prozent. Übergewicht geht mit einer erhöhten Erkrankungs- und Sterblichkeitsrate einher. Knapp 5 Prozent der Gesundheitsausgaben in Industrieländern werden für die Behandlung von höhergradigem Übergewicht und seinen Folgen aufgewendet.

Der Hauptgrund für Übergewicht ist eine positive Energiebilanz, das heißt, es wird mehr Energie (Kalorien) über die Nahrung zugeführt, als der Körper verbraucht (s. auch Kapitel 10). Dies ist durch die Bewegungsarmut in unserer Gesellschaft und das reichliche Vorhandensein energiereicher Nahrung zu erklären. Die einzige zielführende Therapie des Übergewichts ist es, über längere Zeit eine negative Energiebilanz aufrechtzuerhalten, also mehr Energie (Kalorien) umzusetzen oder zu verbrauchen als zugeführt wird. Dies ist praktisch nur durch eine kalorienarme Ernährung möglich. Theoretisch könnte eine Gewichtsabnahme auch durch eine enorme Zunahme des täglichen Bewegungsausmaßes bei gleichbleibender Kost (Energie) erzielt werden. Dies ist jedoch aus Motivations- und Zeitgründen kaum realisierbar.

Da eine energiereduzierte Diät für viele Menschen mit Aufwand, Entbehrungen und manchmal auch Qualen verbunden ist, verwundert es nicht, dass Nahrungsergänzungsmittel zum Schlankwerden derzeit einen großen Boom erleben. Die Hersteller der „Wundermittel" preisen mit zugkräftigen Parolen die Wirksamkeit ihrer Produkte an. Jedoch bei vielen der teilweise unverschämt teuren Mitteln fehlt der wissenschaftliche Beweis für ihre Wirksamkeit. Im Folgenden wird daher auf die behaupteten Wirkmechanismen bzw. die Effektivität von derzeit populären Schlankheitsmitteln eingegangen.

Chitosan

Chitosan gehört zu den Polysacchariden (= größere Kohlenhydrate) und wird aus Chitin, das in zahlreichen Organismen (Insekten, Schalen- und Krustentieren, Pilzen etc.) vorkommt, gebildet. Wie aus tierexperimentelle Untersuchungen bekannt ist, hemmt Chitosan die Fettaufnahme im Darm. Der Mechanismus ist einfach: Chitosan ist positiv geladen und kann daher im Darm die negativ geladenen Fette (abhängig vom pH-Wert) binden.

Studien beim Menschen zeigten widersprüchliche Ergebnisse. Eine Zusammenfassung von gut durchgeführten Studien beschrieb allerdings, dass die Wirkung von Chitosan auf die Reduktion des Körpergewichts eher bedeutungslos ist. Überdies sind für Chitosan in der Literatur doch des öfteren Nebenwirkungen wie Durchfall oder Verstopfung und Übelkeit beschrieben worden. Durch die hohe Fettbindungskapazität besteht ferner die Gefahr, dass neben herkömmlichen Fetten auch die lebenswichtigen fettlöslichen Vitamine (A, D, E, K) nicht in ausreichender Menge vom Körper aufgenommen werden.

Chrom-Picolinat

Die bekannteste physiologische Funktion von Chrom, einem essentiellen Spurenelement, ist die Verstärkung der Insulinwirkung, also der blutzuckersenkenden Wirkung. Ein Mangel oder eine verminderte Wirkung des Insulins führt zum Diabetes (Zuckerkrankheit). Zusätzlich wird behauptet, dass Chrom beim Menschen auch die fettfreie Körpermasse sowie den Grundumsatz erhöht. Studien, bei denen Chrom (aufgrund der besseren Löslichkeit und Resorption in Form von Chrom-Picolinat) gegeben wurde, führten in der Tat zu einer geringfügigen Abnahme des Körpergewichts (im Mittel 1,1 kg) über einen Zeitraum von 6 bis 14 Wochen.

Im Vergleich dazu resultiert aber eine Verminderung der täglichen Energiezufuhr um etwa 500 bis 700 Kilokalorien in einer Gewichtsreduktion von ungefähr 0,4 bis 0,5 kg pro Woche (entspricht zirka 2,5 bis 5 kg in 6 bis 14 Wochen). Daraus ist abzuleiten, dass Chrom-Picolinat in der Therapie des Übergewichts eher bedeutungslos ist.

Neuere Untersuchungen lassen ferner vermuten, dass Chrom-Picolinat – im Gegensatz zum einfachen, essentiellen Chrom – möglicherweise die Erbinformation schädigen und zu gefährlichen Mutationen führen kann. Diese Vermutungen basieren auf Experimenten mit der Fruchtfliege oder Nagetieren. Entsprechende Nebenwirkungen von Chrom-Picolinat beim Menschen sind noch nicht bekannt. Jedoch sollte aufgrund der nur mäßigen Effekte auf eine Gewichtsreduktion und möglicher giftiger Wirkungen Chrom-Picolinat für eine Gewichtsreduktion nicht verwendet werden.

Ephedra-Kraut

Ephedra-Kraut (Meerträubel) wird auch unter dem chinesischen Namen Ma Huang gehandelt. In China wird das Kraut seit mittlerweile sechs Jahrtausenden zu kulturellen und medizinischen Zwecken verwendet. Wegen der anregenden, aktivierenden und aphrodisierenden Wirkung wird Ephedra weltweit auch zu nichtmedizinischen Zwecken verwendet. Ephedrin und andere Substanzen sind die aktiven Komponenten der Pflanze. Ephedrin ist als Arznei vor allem in Hustenmitteln und Nasentropfen vorhanden. Es gilt als so genanntes nichtselektives Sympathomimetikum, das heißt, es hat anregende Wirkungen auf fast alle Organsysteme.

Als gewichtsreduzierende Substanz wurde es allein oder in Kombination mit Koffein beim Menschen getestet. Im Gegensatz zu anderen Supplementen besteht beim Ephedrin ein mehrfach gesicherter Beweis für die gewichtsreduzierende Wirkung. Die Mechanismen sind vor allem eine Erhöhung des Energieverbrauchs sowie eine Unterdrückung des Appetits. Allerdings ist die Einnahme von Ephedrin mit einem 2- bis 3,5fach höheren Risiko, psychische Symptome und

Beschwerden im Magen-Darm-Trakt zu entwickeln, verbunden. Die psychische Symptomatik erstreckt sich von Nervosität bis hin zu Krampfanfällen. Außerdem wurden bei Ephedra-Missbrauch auch Störungen der Herz-Kreislauf-Funktion wie Bluthochdruck, Herzrasen und Herzrhythmusstörungen beschrieben.

In den USA sind in den letzten Jahren mehrere hundert Menschen durch die unkontrollierte Einnahme von Ephedra-Produkten erkrankt, mehr als zehn starben an den Folgen (www.fda.gov/oc/initiatives/ephedra/february2004). Das Bundesinstitut für Arzneimittel und Medizinprodukte (BfArM) in Deutschland und das ehemalige Bundesinstitut für gesundheitlichen Verbraucherschutz und Veterinärmedizin (BgVV) haben bereits 2002 in einer Pressemitteilung vor dem Verzehr von Nahrungsergänzungsmitteln, die Ephedra enthalten, gewarnt. In Deutschland werden solche Produkte als apothekenpflichtige Arzneimittel eingestuft.

Citrus aurantium

Der Sevilla- oder Bitterorangenextrakt Citrus aurantium (Pomeranzenbaum) wird derzeit als Alternative zu ephedrinhaltigen Präparaten für Übergewichtige vertrieben. Die aktive Komponente in Citrus aurantium ist Synephrin. Es hat Ähnlichkeit mit dem körpereigenen Adrenalin. Aus diesem Grund werden dem Citrus aurantium stimulierende Effekte auf Energieverbrauch und Fettverbrennung nachgesagt. Außerdem kann es möglicherweise den Appetit unterdrücken. Im Gegensatz zu Ephedra, welches ein ähnliches Wirkungsspektrum aufweist, zeigen die derzeit spärlich vorhandenen Daten keinen Hinweis auf eine nennenswerte gewichtssenkende Wirkung von Citrus aurantium. Als Nebenwirkung kann es dagegen zu einer Erhöhung des Blutdrucks kommen. Aufgrund der Ähnlichkeit mit Adrenalin sind weitere unerwünschte Effekte jedoch nicht auszuschließen.

Garcinia cambogia

Dem Extrakt von Garcinia cambogia, der Hydroxyzitronensäure (HZS), werden ebenfalls günstige Effekte bei übergewichtigen Personen nachgesagt. Dabei behaupten die Vertreiber des Produkts, dass HZS den Appetit hemmt, die Fettverbrennung fördert und den Fettaufbau einschränkt und damit verbunden zu einer Gewichtsabnahme führt. In vereinzelten Tierversuchen konnte die Appetithemmung bestätigt werden, und es zeigte sich, dass unter einer HZS-Therapie vor allem eine Reduktion des Fettgewebes messbar war. Jedoch ergab nur ein Teil der wenigen Studien, die den Einsatz von HZS beim Menschen testeten, geringfügige günstige Wirkungen, so dass die Bedeutung dieses Supplements beim Abnehmen noch recht unsicher ist.

Pyruvat

Pyruvat wird in den Zellen beim Abbau von Glukose (Traubenzucker) gebildet. Dieser körpereigenen Substanz wird ein leistungssteigernder Effekt bei externer Zufuhr zugesprochen. Außerdem werden günstige Veränderungen der Körperzusammensetzung, vor allem eine geringere Fettmasse, bei einer Therapie mit Pyruvat behauptet. Jedoch konnten gut durchgeführte Studien bisher nur eine geringfügige Reduktion des Körpergewichts bei Übergewichtigen feststellen, so dass auch diesem Supplement nach derzeit vorliegenden Kenntnissen nur ein Verschönerungseffekt bei der Therapie des Übergewichts zukommt.

Glucomannan, Psyllium und Guar Gummi

Die löslichen Ballaststoffe Glucomannan, Psyllium und Guar Gummi werden wegen ihrer potentiellen sättigenden Wirkung vertrieben. Als Mechanismus wird vor allem eine vermehrte Bindung von Wasser im Darm angeführt. Neben dem erhöhten Sättigungsgefühl werden positive Effekte auch auf den Blutzuckerhaushalt und Fettstoffwechsel beschrieben (s. Kapitel 13). So kommt es beispielsweise in gewissen Fällen zu einer Senkung des Cholesterinspiegels im Blut. Psyllium wird häufig bei Personen mit Reizdarm, der unter anderem durch abwechselndes Auftreten von Verstopfung und Durchfall gekennzeichnet ist, eingesetzt. Obwohl diese löslichen Ballaststoffe günstige Effekte auf Sättigung und verschiedene Faktoren des Stoffwechsels haben, sind ihre Wirkungen auf eine Gewichtsreduktion bei übergewichtigen Menschen noch weitgehend ungesichert. Als Nebenwirkungen wurden des öfteren Beschwerden wie Blähungen, Übelkeit und Völlegefühl beschrieben.

Konjugierte Linolsäure

Die konjugierte Linolsäure (kLs) leitet sich von der essentiellen Linolsäure ab (s. Kapitel 6). Sie kann in verschiedenen chemischen Formen vorliegen und findet sich unter anderem natürlicherweise in Muskelfleisch und Milch (s. Kapitel 5). Sie wird derzeit vermehrt als gewichtsreduzierende Substanz in der wissenschaftlichen Literatur beschrieben. Als Mechanismus wird eine erhöhte Verbrennung von Fetten diskutiert. Verschiedene Studien, die vor allem bei Mäusen und Ratten durchgeführt wurden, zeigten auch eine deutliche Wirkung der konjugierten Linolsäure auf die Reduktion des Fettgewebes.

Dies war Anlass zur Durchführung von Studien beim Menschen, die jedoch keinen einheitlichen Effekt einer Gabe von konjugierter Linolsäure auf das Körpergewicht zeigen konnten. In wenigen Untersuchungen wurde zwar eine geringfügige Reduktion des Fettgewebes bzw. eine Erhöhung der fettfreien Körpermasse beschrieben, diese Resultate bedürfen jedoch einer Bestätigung mit einer größeren Anzahl Versuchspersonen. Zwar wurden bis vor kurzem als Nebenwirkung der kLs nur milde Magen-Darm-Beschwerden beschrieben, eine neuere Untersuchung aus Schweden gibt jedoch Anlass zu Bedenken.

In dieser Studie wurde der Effekt einer Therapie mit einer bestimmten chemischen Form der konjugierten Linolsäure auf Insulinempfindlichkeit und oxidativen Stress (vermehrte Freisetzung von schädlichen freien Radikalen) bei übergewichtigen Männern untersucht. Als Kontrollgruppe dienten Personen, die ein Scheinpräparat erhielten. Im Anschluss an die dreimonatige Therapie war eine statistisch belegte Verminderung der Insulinwirkung sowie eine 50-prozentige Erhöhung von oxidativen Stressmarkern in der kLs-Gruppe feststellbar. Dieser negative Effekt einer Therapie mit konjugierter Linolsäure auf freie Radikale, aber auch Gefäßwandfunktionen wurde in einer aktuelleren Studie bestätigt.

Aus diesem Grund ist von einer unkritischen Verwendung hoher Mengen konjugierter Linolsäure abzusehen. Vor allem Patienten mit einem so genannten metabolischem Syndrom (Übergewicht, Diabetes, verminderte Insulinwirkung, Fettstoffwechselstörungen) sollten eher keine Präparate mit kLs einnehmen. Wissen sollte man jedoch, dass die potentiell nachteiligen Wirkungen hoher Dosen kLs-Präparate nicht für die natürlich vorkommende konjugierte Linolsäure in tierischen Produkten gelten (s. Kapitel 5).

L-Carnitin

L-Carnitin ist ein körpereigener Stoff, der aus den Aminosäuren Lysin und Methionin in der Leber und den Nieren hergestellt wird. Die Hauptfunktion des L-Carnitins ist der Transport von Fettsäuren in die Mitochondrien – das sind die Kraftwerke bzw. Energieproduzenten der Zelle –, wo sie in weiterer Folge verbrannt werden. L-Carnitin findet sich in der Nahrung vor allem in Fleisch- und Fleischprodukten. Für L-Carnitin aus Nahrungsergänzungsmittel werden verschiedene günstige Wirkungen behauptet, etwa eine Verbesserung der Ausdauerleistungsfähigkeit, Erhöhung der Fettverbrennung und damit verbunden Unterstützung bei der Gewichtsreduktion. In einer Kurzzeitstudie bei leicht Übergewichtigen zeigte sich in der Tat eine geringfügige Verbesserung (zirka 3,5 Prozent) der Fettverbrennung nach 10-tägiger Gabe von L-Carnitin.

Jedoch konnte bisher in keiner einzigen gut durchgeführten Untersuchung beim Menschen nachgewiesen werden, dass L-Carnitin zu einer statistisch belegten Gewichtsreduktion führt. Carnitin ist normalerweise ausreichend im Körper vorhanden und kann außerdem auch wiederverwertet werden. Daher ist eine ungenügende Versorgung extrem unwahrscheinlich, und nur in bewiesenen Fällen eines Mangels wird eine Gabe von L-Carnitin effektvoll sein. Höchstens Veganer, die den Verzehr jeglicher tierischer Produkte ablehnen, könnten laut Experten zu wenig L-Carnitin zu sich nehmen.

Zusammenfassend zeigen die meisten nach anerkannten wissenschaftlichen Richtlinien durchgeführten Studien, dass fast alle Nahrungsergänzungsmittel, die zur Therapie des Übergewichts bzw. der Adipositas vertrieben werden, nichts oder nur wenig nutzen. Einheitlich bleiben diese Nahrungsergänzungsmittel der herkömmlichen energie(kalorien)armen, fettreduzierten Diät deutlich unterlegen. Ephedra bzw. Ephedrin in Kombination mit Koffein scheint zwar moderat zu wirken, sollte jedoch aufgrund der erhöhten Gefahr an Nebenwirkungen für die Gewichtsreduktion nicht mehr verwendet werden. Außerdem soll auch der finanzielle Aspekt nicht unterschätzt werden. Supplemente kosten unter Umständen bis zu 100 Euro monatlich, wohingegen eine energiearme Diät „Flüssiges" spart, so dass unterm Strich viel in der Geldbörse zurückbleibt.

Fazit
- Nahrungsergänzungsmittel zur Gewichtsreduktion beruhigen nur das Gewissen, verändern jedoch nicht das äußere Erscheinungsbild.
- Finger weg von ephedrahaltigen Pillen zum Abnehmen.
- Ein besseres Ernährungsbewusstsein ist die wichtigste Voraussetzung zum Abnehmen.
- Die beste Therapie des Übergewichts ist regelmäßige Bewegung und eine energiereduzierte Mischkost (s. Kapitel 37).

39 Gutes bewirkt in hohen Dosen Böses

Zwar enthalten viele Nahrungsergänzungsmittel (NEM) vorwiegend essentielle Nährstoffe, jedoch besteht aufgrund der intensiven Werbekampagnen und dem vorherrschenden Konsumverhalten (es ist „in") die Gefahr, dass – vor allem bei unkritischer, ständiger Einnahme – irgendwann potentiell giftige oder schädlich wirkende Aufnahmemengen für einzelne Stoffe erreicht werden. Denn bereits im 16. Jahrhundert wusste Paracelsus (1493–1541): „Alle Dinge sind Gift, und nichts ist ohne Gift. Allein die Dosis macht, dass ein Ding kein Gift ist." Als Beispiel kann Selen genannt werden, das vor nicht allzu langer Zeit als hochgiftiges Element beschrieben wurde und sich jetzt in vielen Multimineral-Vitamin-Präparaten wiederfindet.

Aufgrund der starken Zunahme an NEM gibt es in verschiedenen Ländern Kommissionen, die sich mit der Thematik der Dosisgrenzen befassen. Eine der größten Institutionen ist das „Food and Nutrition Board" des „Institute of Medicine" in den USA (www.iom.edu/CMS/3788.aspx). Dieses Institut hat die tolerablen oberen Zufuhrgrenzen für Nährstoffe herausgegeben. Diese geben die höchste Tagesdosis eines Nährstoffs an, der aller Wahrscheinlichkeit nach auch bei langfristiger Aufnahme nicht mit dem Risiko einer Gesundheitsgefährdung verbunden ist.

Ein Problem dieser oberen Dosisgrenzen ist, dass einige Hersteller von NEM diesen Wert als Höchstgrenze für Nährstoffe ansehen, die den Präparaten zugefügt werden kann. Jedoch ist es wichtig zu wissen, dass die tolerable obere Aufnahmegrenze keine empfohlene Zufuhrmenge darstellt. Bei chronisch hoher Zufuhr über diesen Wert steigt das Risiko für Nebenwirkungen. Ein großer Nachteil bei der Festlegung von Obergrenzen im allgemeinen ist die Tatsache, dass es dazu wenige Untersuchungen an Menschen gibt.

In Tabelle 7 werden die oberen tolerablen Zufuhrgrenzen für die tägliche Aufnahme ausgewählter Spurenelemente angeführt. Um ein besseres Bild über den therapeutischen Sicherheitsbereich zu bekommen, wurde ein Quotient zwischen dem Wert der Obergrenze und der von der D-A-CH (2000) publizierten empfohlenen Aufnahmemenge gebildet. Dabei zeigen sich Sicherheitsbereiche, die zwischen 2,9 und 8,0 liegen. Die relativ geringste Sicherheitsspanne von den angeführten Elementen haben Fluor und Mangan, wohingegen Selen und Kupfer einen deutlich höheren Spielraum aufweisen.

Ein interessanter Aspekt ist, dass durch eine ständig hohe Zufuhr einiger Elemente das Risiko für Nebenwirkungen, die der Nährstoff eigentlich verhindern sollte, steigt. Anhand des populären Zinks, welches sich sehr häufig in Nahrungsergänzungsmitteln findet, soll dieser Aspekt veranschaulicht werden.

Zink ist Bestandteil von mehr als 200 Enzymen. Zu den bekanntesten Funktionen von Zink gehört neben der Förderung des Wachstums und der Eiweißsynthese sowie der Abwehr von oxidativem Stress auch die Stimulation des Immunsystems. Letzterer Punkt ist der Hauptgrund für eine Verwendung von Zink als NEM. Zink wurde bereits in den frühen 1980er Jahren für die Behandlung des „Common

Element	Obere tolerable Zufuhrgrenze/ Tag*	Empfohlene Zufuhrmenge/Tag#	Sicherheitsbereich (OTZ/Empfohlene Zufuhrmenge, Mittelwert)
Eisen	45 mg	10 mg (Männer + nicht mens- truierende Frauen)	4,5
Fluor	10 mg	3,1 mg–3,8 mg	2,9
Jod	1,1 mg	0,18–0,20 mg	5,8
Kupfer	10 mg	1–1,5 mg (Schätzwert)	8,0
Mangan	11 mg	2–5 mg (Schätzwert)	3,1
Selen	0,4 mg	0,03–0,07 mg (Schätzwert)	8,0
Zink	40 mg	7–10 mg	4,7

* Entnommen aus „Dietary Reference Intakes" (www.iom.edu/CMS/3788.aspx)
\# Entnommen aus D-A-CH 2000
OTZ = obere tolerable Zufuhrgrenze

Tabelle 7. Obere tolerable Zufuhrgrenzen, empfohlene Zufuhrmengen und Sicherheitsbereiche für ausgewählte Spurenelemente
bei Erwachsenen

Cold", also des banalen grippalen Infekts, verwendet. Mehr als 200
Viren können diesen Infekt verursachen. Die häufigste Ursache sind
die bekannten Schnupfenviren. Zink hemmt die Vermehrung von
Schnupfenviren im Labor. Ein ähnlicher Effekt konnte in lebenden
Organismen jedoch nicht gezeigt werden. In Metaanalysen – das sind
statistische Verfahren, die verschiedene gut durchgeführte Studien zu-
sammenfassen und analysieren – konnte der positive Effekt einer
Zinkgabe auf das Auftreten und den Krankheitsverlauf des banalen
grippalen Infekts nicht sicher bestätigt werden. Am ehesten scheint
Zink jedoch zu wirken, wenn es frühzeitig, das heißt bei Auftreten der
absolut ersten Symptomen, eingenommen wird.

Ältere Menschen, die relativ häufig einen leichten Zinkmangel aufweisen, können hinsichtlich des Infektionsrisikos möglicherweise auch von einer Zinkgabe (häufig in Kombination mit anderen Mikronährstoffen wie etwa Selen) profitieren. Dies zeigte zum Beispiel eine französische Studie, in der ältere Patienten entweder täglich ein Placebo oder „Zink plus Selen" oder „Vitamin C plus Beta-Karotin plus Vitamin E" oder eine Kombination aus den Vitaminen und Spurenelementen erhielten. Am Ende der zweijährigen Untersuchungsperiode war in der Zink-Selen-Gruppe ein statistisch nachweisbarer Rückgang der Infektionsfälle (2- bis 4-mal weniger im Vergleich zum Placebo) zu beobachten. Auch andere Studien konnten positive Effekte einer Zinkgabe auf das Immunsystem bei älteren Menschen zeigen.

Aber: Obwohl Zink ein essentielles Spurenelement für das Immunsystem ist und günstige Effekte auf Infektionskrankheiten zeigt, kann eine ständige Zufuhr von hohen Mengen genau das Gegenteil bewirken. Es ist nämlich beschrieben worden, dass Zink in sehr hohen Dosen (150 mg pro Tag, üblich sind Gaben im Bereich von 5 bis 20 mg pro Tag) die Aktivierung von Immunzellen hemmt. Außerdem zeigte sich in einer Studie bei 70 älteren Pflegeheimbewohnern, die über 30 Tage täglich 100 mg Zink oder ein Placebo für die Therapie von Hautgeschwüren erhielten, dass die Zinkgruppe ein deutlich höheres Risiko für Infektionskrankheiten aufwies, die einer antibiotischen Therapie bedurften, und deutlich häufiger Fälle von Übelkeit und Erbrechen vorkamen.

Fazit

- Eine ständige Zufuhr von hohen Mengen an Nährstoffen aus Nahrungsergänzungsmitteln erhöht das Risiko für Nebenwirkungen.
- Nahrungsergänzungsmittel wirken am besten, wenn eine unzureichende Versorgungssituation vorliegt.

Nahrungsergänzungsmittel für Leistungssportler – zwischen Hoffnung und Wirksamkeit

Der Markt für „Sportler-Supplemente" ist inzwischen unüberschaubar groß. Das Zielpublikum, das die Hersteller dieser Produkte vor Augen haben, sind zwar alle Arten von Sportlern, jedoch werden im großen und ganzen nur Leistungssportler von diesen Nahrungsergänzungsmitteln profitieren. Im Folgenden werden wichtige im Handel erhältliche NEM besprochen. Im Gegensatz zu Anabolika (Testosteron & Co) und Ephedrin, die ein ernstes Problem bezüglich der Nebenwirkungen darstellen, sind bei den nachfolgend vorgestellten Supplementen nur wenige Nebenwirkungen bekannt und zu erwarten.

Wichtig ist: Die Grundlage für eine optimale Wirkung der NEM ist eine hochwertige Ernährung und ein guter Hydratationszustand.

Kreatin

Kreatin ist eine körpereigene Substanz, die aus drei Aminosäuren (Glycin, Methionin, Arginin) gebildet wird. Sie spielt eine wichtige Rolle bei der Bereitstellung von ATP, also Energie, im Skelettmuskel. Ohne ATP wäre eine Muskelkontraktion nicht möglich. Zur Erinnerung: Der Muskel bezieht sein ATP prinzipiell über vier Wege (s. auch Kapitel 27): 1. unter Beteiligung von Sauerstoff bei der Verbrennung von Glukose und Fettsäuren (in geringeren Mengen auch Aminosäuren) in den Mitochondrien, 2. ohne Sauerstoff beim Abbau von Glukose zur Milchsäure, 3. gespeichertes ATP, welches für ein paar Muskelkontraktionen verwendet werden kann, sowie 4. über das Kreatin nach der Formel:

Kreatinphosphat plus ADP (Adenosindiphosphat) → Kreatin plus ATP (Adenosintriphosphat).

Das ATP aus dem Kreatinphosphat stellt einen wichtigen, jedoch nur sehr kleinen Energiespeicher dar. Zusammen mit gespeichertem ATP ermöglicht es die höchstmögliche Energieflussrate (ATP-Gewinnung pro Zeit) und damit körperliche Maximalleistungen für einige Sekunden. Kreatinphosphat wird durch Spaltung zwar schnell verbraucht, aber in der Erholungsphase innerhalb kürzester Zeit (mehrere

Sekunden bis wenige Minuten) in Anwesenheit von ATP wiederhergestellt. Die tägliche körpereigene Herstellung von Kreatin beträgt zwischen 1 bis 2 g. Vor allem durch Fleisch und Fisch wird dem Körper zusätzlich in etwa 1 g Kreatin geliefert. Der tägliche Bedarf eines durchschnittlichen Menschen beträgt 2 bis 3 g Kreatin und wird daher durch Eigenherstellung und Zufuhr abgedeckt.

Mittels zusätzlicher Einnahme von Kreatin erhofft man sich eine Zunahme des Kreatinphosphats in der Muskulatur und damit eine größere Kapazität des Energiespeichers für körperliche Höchstleistungen. Da Kreatin vor allem in der ersten Phase einer körperlichen Belastung, also in einem Zeitfenster von etwa 3 bis 5 bis zu 20 bis 30 Sekunden, sehr schnell ATP und damit Energie liefert, ist es unter Umständen interessant bei Sportarten, die kurzfristig hohe Spitzenleistungen erfordern. Dazu gehören 100- bis 400-m-Läufe, 500-m-Eisschnellläufe, aber auch wiederholte, kürzere intensive Anstrengung mit eingeschobenen Pausen wie etwa beim Gewichtheben, Ringen oder Squash. Bei diesen Sportarten kommt es nämlich in der letzten Phase der Belastung zu einem Aufbrauchen des Speichers an Kreatinphosphat in der Muskulatur, was durch einen zusätzlichen Kreatinschub unter Umständen abgeschwächt werden kann.

Bei Nahrungsergänzungsmitteln wird empfohlen, nach einer Einnahmephase von maximal einer Woche, in der täglich 15 bis 20 g Kreatin zugeführt werden, in weiterer Folge 2 bis 5 g Kreatin pro Tag einzunehmen. Diese Menge ist etwa in ½ bis 1 kg Fleisch oder 1 kg Thunfisch enthalten. Wichtig ist, und das gilt für alle Supplemente, dass auch das Kreatin nur über einen begrenzten Zeitraum von höchstens 6 bis 8 Wochen eingenommen werden soll.

In einer neueren Untersuchung wurde außerdem beschrieben, dass nach einer Kreatinzufuhr über 6 Wochen erhöhte Intelligenz- und Gedächtnisleistungen bei Versuchspersonen feststellbar sind. Diese Ergebnisse bedürfen jedoch einer weiteren Bestätigung.

Als wichtigster Begleiteffekt beim Kreatin ist seine Wasserbindungskapazität und damit eine Gewichtszunahme zu nennen.

Carnitin

L-Carnitin wird ebenfalls als leistungssteigernde Substanz vertrieben. Die Funktion des L-Carnitins wurde bereits in Kapitel 38 genauer besprochen. Es ist wie Kreatin eine körpereigene Verbindung und wird in reichlichen Mengen produziert. Aus diesem Grund ist von vornherein kein zusätzlicher Nutzen einer weiteren Ergänzung zu erwarten. In den meisten Studien, die den Effekt von L-Carnitin bei körperlichen Belastungen untersuchten, konnte auch keine zusätzliche positive Wirkung dieser Substanz auf Stoffwechsel, maximale Sauerstoffaufnahme sowie Leistung bei gesunden Menschen nachgewiesen werden.

Koffein

Über das Koffein wurde in Kapitel 25 berichtet. Zusätzlich ist bekannt, dass Koffein die körperliche Leistungsfähigkeit steigert. Eine der ersten Studien, die diese Wirkung untersuchten, wurde 1978 publiziert. Dabei tranken die Versuchspersonen 60 Minuten vor der körperlichen Belastung entkoffeinierten Kaffee mit oder ohne beigefügten 330 mg an purem Koffein. Dabei zeigte sich, dass durch die Gabe von Koffein die Zeit bis zur Erschöpfung um 19 Prozent verlängert werden konnte. Als Mechanismen für diese Wirkung des Koffeins werden eine erhöhte Verbrennung von Fetten sowie eine Einsparung der Kohlenhydratspeicher (Glykogen) in der Muskulatur angenommen. Als optimale Wirkdosis wird eine Konzentration von 3 bis 6 mg Koffein per Kilogramm Köpergewicht angegeben. Dies entspricht für einen durchschnittlichen Mann etwa 250 bis 400 mg Koffein.

Interessanterweise scheint das Koffein eher nur in reiner Form (als Tablette) zu wirken und nicht durch die Aufnahme im Kaffee. Profisportler sollten wissen, dass eine Koffeinkonzentration im Harn von mehr als 12 Mikrogramm pro Milliliter als Doping gewertet wird und zur Disqualifikation führt. Diese Menge wird wahrscheinlich bei der Aufnahme von mehr als 7 bis 9 mg Koffein pro Kilogramm Körpermasse überschritten. Für einen mittelschweren Mann entspricht das in etwa mehr als 6 bis 7 Tassen Kaffee oder 15 bis 17 Dosen (0,33 Liter) Cola.

Aminosäuren

Die Aminosäuren Leucin, Isoleucin und Valin werden wegen ihrer chemischen Struktur auch verzweigtkettige Aminosäuren bzw. im Englischen „Branched-chain amino acids" (BCAA) genannt. Sie sind essentielle Aminosäuren, das heißt, sie können vom Körper nicht gebildet und müssen ständig über die Nahrung zugeführt werden. Sie finden sich vor allem in Molkeprotein sowie in Fleisch, Fisch, Milch, Eier sowie anderen hochqualitativen Eiweißquellen. Der Grund für die Ergänzungsgaben mit verzweigtkettigen Aminosäuren im Ausdauersport basiert auf zwei Überlegungen:

1. Im Rahmen einer länger dauernden körperlichen Belastung verbraucht der Muskel vermehrt die verzweigtkettigen Aminosäuren. Diese werden für die Energiegewinnung verwendet. Durch die Ergänzungsgaben wird der Verlust im Muskel wieder ausgeglichen.

2. Die BCAA konkurrieren mit Tryptophan, einer anderen Aminosäure, um die Aufnahme ins Gehirn. Möglicherweise vermittelt Tryptophan, welches im Gehirn zu Serotonin umgewandelt wird, das Gefühl der Müdigkeit während einer länger dauernden Belastung. Aus diesem Grund könnte die Supplementation mit BCAA die Aufnahme von Tryptophan ins Gehirn hemmen und so der „mentalen" Müdigkeit entgegenwirken.

Studien zur leistungssteigernden Wirkung der BCAA im Sport kommen zu widersprüchlichen Ergebnissen, zum Beispiel war die Gabe von BCAA während eines Marathonlaufes leistungssteigernd für langsamere Läufer (sie brauchten mehr als 3 Stunden, 3 Minuten), jedoch nicht für schnellere Läufer (die unter dieser Zeit blieben). Interessanterweise scheinen BCAA vor allem die Regeneration des Muskels im Anschluss an die Belastung zu verbessern. Dies konnte in einigen Untersuchungen einheitlich gezeigt werden. Eine Zufuhr von BCAA (beispielsweise in einem Sportlergetränk) unmittelbar im Anschluss an eine länger dauernde, intensive sportliche Belastung ist daher wahrscheinlich vorteilhaft.

Beta-Hydroxy-Methylbutyrat (HMB)

Dieses ist eine kurzkettige Fettsäure, die aus der essentiellen Aminosäure Leucin im Körper selbst gebildet wird. Sie findet sich jedoch auch in geringen Mengen in einigen proteinreichen Lebensmitteln wie etwa Fisch und Milch. Die Hypothese für die Wirkung von HMB ist, dass es vor allem den Muskelabbau während einer intensiven körperlichen Belastung verhindert. In Tierversuchen konnte ein positiver Effekt von HMB auf Aufbau und Kraft des Muskels gezeigt werden.

Studien beim Menschen waren jedoch diesbezüglich widersprüchlich. Am ehesten wahrscheinlich ist, dass primär Untrainierte und Menschen mit einem vermehrten Eiweißabbau – wie bei Krebs oder AIDS – von einer Supplementation mit HMB profitieren könnten.

Coenzym Q_{10}

Coenzym Q_{10} (auch Ubichinon genannt) ist ein im Körper vorkommender, vitaminartiger Mikronährstoff, der bei der Energiegewinnung in den Mitochondrien beteiligt ist. Außerdem hat Coenzym Q_{10} antioxidative Eigenschaften. In den Muskelzellen, die vor allem bei Belastung sehr hohe Energiemengen benötigen und dabei auch freie Radikale erzeugen, spielt Coenzym Q_{10} daher eine wichtige Rolle. Ähnliches gilt auch für den Herzmuskel. Da sowohl die Skelettmuskulatur als auch das Herz bei Sport belastet werden, wird behauptet, dass diese Substanz möglicherweise leistungssteigernd wirkt. Dabei konnten zwar Studien gewisse positive Effekte auf Herzfunktion und Leistungsfähigkeit bei herzkranken Menschen zeigen, diese günstigen Effekte waren jedoch bei gesunden Menschen nicht nachweisbar. Daher ist bei gesunden Sportlern kein zusätzlicher Nutzen durch Coenzym Q_{10} zu erwarten.

Ergänzend soll noch erwähnt werden, dass Coenzym Q_{10} auch als Anti-Aging-Substanz vertrieben wird, da mit zunehmendem Alter die körpereigene Bildung dieses Nährstoffs abnimmt. Jedoch gibt es keine wissenschaftlichen Daten, die für eine lebensverlängernde Wirkung beim Menschen sprechen würden. Im Gegensatz dazu mehren sich die Hinweise, dass Coenzym Q_{10} möglicherweise in der Therapie von Parkinson-Patienten unterstützend wirkt.

Fazit:

- Nahrungsergänzungsmittel für Sportler sind wahrscheinlich nur im Leistungssport interessant.
- Kreatin wirkt leistungssteigernd bei Sprintsportarten.
- Koffein steigert die Leistungsfähigkeit.
- Proteine bzw. bestimmte Aminosäuren sind wichtig für die Regeneration des Muskels nach länger dauernden, intensiven Belastungen.

Vitaminpillen werden üblicherweise wahllos über den Tag verteilt eingenommen. Häufig sprechen auch die Vertreiber dieser Produkte keine klaren Empfehlungen bezüglich des Einnahmezeitpunkts aus. Von vielen Medikamenten ist jedoch bekannt, dass verschiedene Faktoren – wie etwa bester Wirkzeitpunkt, höchste Blutkonzentration und geringste Rate an Nebenwirkungen – vom Einnahmezeitpunkt abhängen. So wird beispielsweise das körpereigene Cortisol (umgangssprachlich auch Kortison genannt) in den frühen Morgenstunden kurz vor dem Aufwachen ausgeschüttet. Aus diesem Grund ist eine therapeutische Gabe von Kortison in der Früh sinnvoll, da dies den physiologischen Gegebenheiten entspricht und der Patient mit einer Morgengabe auch weniger Wirkstoff benötigt und seltener Nebenwirkungen verspürt.

Dagegen sollten gewisse Medikamente gegen Gastritis und Magen- und Zwölffingerdarmgeschwüre, so genannte H_2-Blocker, eher am Abend eingenommen werden, da die Säureproduktion im Magen gegen Mitternacht am höchsten ist. Schließlich ist bereits seit vielen Jahren bekannt, dass Nebenwirkungen und Ansprechbarkeit von gewissen Chemotherapeutika, die bei bestimmten Krebsarten eingesetzt werden, auch von der Tageszeit, zu der sie verabreicht werden, abhängen.

Warum sollen daher nicht auch Vitamin- und Mineralstoffpräparate optimale Einnahme- bzw. Wirkungszeitpunkte haben? Dieser Frage ist eine Forschergruppe aus New Mexico, USA, nachgegangen. Untersucht wurde die Wirkung des Einnahmezeitpunkts von Vitamin E plus Vitamin C auf Risikofaktoren für Arteriosklerose (unter anderem Herzinfarkt, Schlaganfall) im Blut von Typ-II-Diabetikern. Typ-II-Diabetiker wurden aufgrund ihres erhöhten Arteriosklerose-Risikos, Vitamin E und C vor allem wegen der potenten antioxidativen Wirkungen ausgewählt. Um möglichst aussagekräftige Ergebnisse zu erhalten, wurde die Ausschüttung der Risikosubstanzen (in diesem Fall waren es das C-reaktive Protein und Plasminogen-Aktivator Inhibitor-1) durch das abendliche Verspeisen einer fettreichen Hamburger-Mahlzeit noch zusätzlich stimuliert. Ziel der Studie war es, zu überprüfen, ob die Vitaminpillen die Ausschüttung der arteriosklerosefördernden Substanzen effektiver reduzieren, wenn sie am Morgen oder kurz vor dem Abendessen eingenommen werden.

Die Auswertung der Studie zeigte, dass eine morgendliche Einnahme der Vitaminpillen die Ausschüttung beider Risikofaktoren nach Verzehr der fettreichen Mahlzeit wirkungsvoll unterdrückte, wohingegen die abendliche Einnahme die Freisetzung von nur einem der beiden Faktoren wirksam reduzierte.

Fazit:

- Das Wirkungsoptimum von Vitaminen wird auch durch den Zeitpunkt der Einnahme beeinflusst.
- Bei abendlichen opulenten Mahlzeiten ist eine morgendliche Einnahme von antioxidativ wirksamen Vitaminen möglicherweise effizienter.

42 Brainstorming über „Brain Food" – was ist bewiesen?

Nahrungsergänzungsmittel, die die geistige Leistungsfähigkeit steigern sollen, gehören zu den Topverkaufsprodukten in der Branche. In unserer schnelllebigen und gestressten Gesellschaft vertrauen Millionen von Menschen auf die zahlreichen Versprechungen, die die Hersteller dieser Produkte abgeben. Das Zielpublikum sind vor allem ältere Menschen, die bereits eine gewisse Abnahme der kognitiven Fähigkeiten – dazu gehören Gedächtnisverlust und Einschränkung der Lernfähigkeit – aufweisen. Die mit dem Alterungsprozess einhergehende allmähliche Verschlechterung von geistigen Funktionen wie des Kurzzeitgedächtnisses werden durch physiologische und biochemische Veränderungen im Gehirn erklärt, etwa das Zugrundegehen von Nerven und die verminderte Bildung von Botenstoffen. Außerdem ist die Grundvoraussetzung für ein optimales Funktionieren unseres Gehirns eine adäquate Sauerstoffversorgung unserer Hirnzellen. Dazu bedarf es einer gut funktionierenden Blutversorgung über die Hirnarterien, die jedoch bei vielen älteren Menschen aufgrund einer Arteriosklerose häufig eingeschränkt ist. Bereits vom 20. Lebensjahr an schwindet die Gedächtniskapazität kontinuierlich – zunächst unmerklich, ab 40 dann nachweisbar.

Neuere Studien lassen vermuten, dass Senioren, die ihr Gehirn ständig „trainieren", dem zunehmenden kognitiven Defizit bis zu einem bestimmten Grad entgegenwirken können. Vor allem können Wohlbefinden und Leistungsfähigkeit durch einfache Lebensumstellungen verbessert werden. Dazu gehören in erster Linie regelmäßige körperliche Aktivitäten (zum Beispiel Gehen, Nordic Walking, lockeres Joggen oder auch Schwimmen) von etwa 30 bis 60 Minuten mindestens dreimal in der Woche sowie eine ausgewogene, nährstoffreiche Ernährung.

Ob – zusätzlich zu oder auch ohne Bewegung, Gehirntraining und Ernährung – „Brain Food" die geistige Kapazität verbessert, soll im Folgenden weiter geprüft werden. Das nachweisbare bzw. behauptete Wirkungsspektrum der Substanzen schließt ein:

- eine Verbesserung der Lebensfähigkeit von Nerven
- eine verbesserte Bildung bzw. Bereitstellung von Überträgerstoffen an Nerven
- Beseitigung von freien Radikalen

Ginkgo biloba

Der Ginkgobaum existierte wahrscheinlich bereits zur Zeit der Dinosaurier vor 150 bis 200 Millionen Jahren. Mit bis zu bemerkenswerten 40 Metern Höhe gehört er zu den größten Gewächsen der Erde. Die heilenden Wirkstoffe enthalten nicht die Früchte, die kleinen gelben Kirschen ähneln, sondern ausschließlich die Blätter. Bereits in der traditionellen chinesischen Medizin vor etwa 4 000 Jahren wurden die Blätter bei Kreislauf- und Atemwegserkrankungen, als Magenmittel und gegen Gedächtnisverlust eingesetzt. Verschiedene Untersuchungen konnten zeigen, dass Ginkgoextrakte kognitive Fähigkeiten wie Aufmerksamkeit, Konzentrationsfähigkeit und Reaktionsgeschwindigkeit, aber auch höhere Leistungen wie Gedächtnis und Lernen verbessern können.

Als Wirkmechanismus stehen eine verbesserte Hirndurchblutung und schützende Effekte auf das Nervensystem im Vordergrund. Wirksam sind Ginkgoextrakte hauptsächlich bei mittleren bis schweren kognitiven Verlusten bzw. Demenzerscheinungen. Unter Demenz versteht man einen chronisch fortschreitenden Hirnabbau, der mit dem Verlust früherer Denkfähigkeiten einhergeht. Das bekannteste Beispiel ist die Alzheimer-Erkrankung.

Nicht alle Patienten sprechen jedoch gleich gut auf Ginkgo biloba an. Gesunde Menschen bzw. Senioren mit einem altersentsprechenden physiologischen Verlust an kognitiven Fähigkeiten profitieren wahrscheinlich nicht oder nur wenig von Ginkgopräparaten. Dies wurde beispielsweise in einer der größten Studien bei älteren Versuchspersonen, die keine krankhaften Hirndefizite aufwiesen, untersucht. Die Teilnehmer erhielten täglich für sechs Wochen entweder 120 mg Ginkgo oder ein Placebopräparat. Im Anschluss an die Therapie wurden Lernfähigkeit, Gedächtnis, Aufmerksamkeit und Konzentrationsfähigkeit mittels verschiedener Fragebögen untersucht. Dabei zeigte sich kein statistisch belegter Vorteil des Ginkgopräparates auf die verschiedenen kognitiven Parameter, was auch in Nachfolgeuntersuchungen bei gesunden Probanden bestätigt wurde.

Ginkgoextrakte werden auch bei der peripheren arteriellen Verschlusskrankheit („Raucherbein") eingesetzt und scheinen hier unter Umständen einen gewissen Nutzen zu bringen. Der positive Effekt zeigt sich vor allem in einer Verlängerung der schmerzfreien Gehstrecke.

Neben möglichen milden Magen-Darm-Beschwerden ist die wichtigste Nebenwirkung von Ginkgo eine Verstärkung der Wirkung von blutverdünnenden Medikamenten (so genannte Antikoagulantien). Personen, die diese Medikamente verwenden und somit bei Verletzungen und Operationen ein erhöhtes Blutungsrisiko aufweisen, sollten Ginkgo nicht einnehmen.

Cholin

Cholin wird für die Bildung von Azetylcholin benötigt. Azetylcholin ist ein Überträgerstoff, der bei der Informationsübertragung zwischen Nervenzellen sowie Nervenzellen und Muskulatur beteiligt ist. Azetylcholin ist unter anderem wichtig für Prozesse im Gehirn, die beim Gedächtnis eine Rolle spielen. Cholin findet sich außerdem in Form des Phosphatidylcholins, eines wichtigen Bestandteils von Zellmembranen, im Körper. Phosphatidylcholin wiederum kommt reichlich in Lecithin vor.

Da Cholin die Ausgangssubstanz von Azetylcholin ist, wird es als Supplement oder Therapeutikum für die Verbesserung der Gedächtnisfunktionen angepriesen. Jedoch besteht aufgrund der spärlich vorliegenden Datenlage kein mehrfach gesicherter Beweis, dass Cholin einen günstigen Effekt auf kognitive Funktionen vor allem bei älteren Menschen hat. Wer Cholin zuführen will, kann, sofern er einen normalen Blutcholesterinspiegel hat, auch regelmäßig Eier (2 bis 3 die Woche) verzehren. Eier sind eine hervorragende Quelle für Cholin. Ein Ei hat einen Cholingehalt (hauptsächlich in Form des Phosphatidylcholins) von etwa 300 mg.

Phosphatidylserin

Phosphatidylserin (PS) ist ein natürlich vorkommendes Phospholipid, also ein Bestandteil von Fetten in der Nahrung. PS kommt auch in Zellmembranen vor und scheint wichtig für das normale Funktionieren von Nervenzellen zu sein. Im Alter verschlechtern sich mehr oder minder die Funktion der Nervenzellen und ihre Kommunikation untereinander (individuell unterschiedlich). Da Phosphatidylserin möglicherweise wichtig für ein gutes Funktionieren von Nervenzellen ist, wird es als „Brain Booster" vertrieben. Tierexperimentelle Studien bei alten Ratten zeigten, dass PS viele nachteilige Effekte des Alterns auf Prozesse im Gehirn – wie eingeschränkte Gedächtnisfunktionen und Lernprozesse – aufhalten bzw. sogar eliminieren kann. Bei älteren Menschen mit geistigen Defiziten wurden zwar in wenigen Einzeluntersuchungen geringfügige positive Effekte auf das Kurzzeitgedächtnis beschrieben. Die positiven Effekte konnten jedoch in anderen Untersuchungen nicht bestätigt werden. Bei gesunden älteren Menschen waren von vornherein keine vorteilhaften Wirkungen von PS bemerkbar.

Fazit:

- Ginkgo zeigt unter Umständen bei Patienten mit Demenz vorteilhafte Wirkungen.
- Bei älteren Menschen mit altersentsprechender Hirnfunktion wird das besprochene „Brain Food" wahrscheinlich keinen oder nur wenig zusätzlichen Nutzen bringen.
- Die beste Voraussetzung, um im Alter fit zu bleiben, sind regelmäßige Bewegung sowie eine ausgewogene nährstoffreiche Ernährung.

Kurioses zum Schluss

In diesem letzten Teil werde ich über eher ungewöhnliche bis kuriose wissenschaftliche Studien aus dem Bereich der Ernährung berichten. Die einzelnen Ergebnisse dieser Studien präsentieren nicht nur exotisches Wissen aus den versteckten „Nischen" der Ernährungswissenschaften und der Ernährungsmedizin, sondern beinhalten auch innovative Vorschläge, die im täglichen Leben anwendbar sind.

43 Allergische Reaktionen durch Küsse

Bis zu 8 Prozent der Kinder und etwa 1 bis 2 Prozent der Erwachsenen reagieren nach dem Verzehr von gewissen Nahrungsmitteln mit Krankheitszeichen wie beispielsweise Atemnot oder Schwellungen und Rötungen der Haut. Diese Symptome werden durch unterschiedliche Mechanismen ausgelöst. Einerseits können verschiedene Bestandteile der Nahrungsmittel toxisch auf den Körper wirken und somit zu einer Lebensmittelvergiftung führen. Häufiger sind jedoch die typischen Unverträglichkeitsreaktionen auf Nahrungsmittel. Dabei wird unterschieden zwischen der klassischen Nahrungsmittelallergie und den Nahrungsmittelintoleranzen.

Bei der *Nahrungsmittelallergie* wird das spezifische Immunsystem, welches im Gegensatz zum unspezifischen gezielt und selektiv gegen „Fremdlinge" vorgeht, aktiviert. Dies führt zur nachfolgenden Freisetzung von Antikörpern, die auch Immunglobuline genannt werden und die der Körper zur Abwehr fremder Substanzen bildet. Nach Bindung des allergieauslösenden Stoffes bewirken diese Antikörper die Abgabe von Botenstoffen – unter anderem Histamin aus Mastzellen –, welche schließlich die typischen Symptome einer Allergie wie Husten, Niesen, Juckreiz, Atemnot sowie Schwellungen und Rötungen der Haut auslösen.

Die *Nahrungsmittelintoleranzen* werden auch „Pseudoallergien" genannt und finden ohne primäre Beteiligung von Antikörpern statt. Sie können durch einen Mangel an Enzymen ausgelöst werden wie beispielsweise bei der Unverträglichkeit gegenüber Milchzucker oder auch durch Nahrungsmittelzusätze, also die klassischen „E-Nummern" (zum Beispiel Konservierungs- und Farbstoffe, Geschmacksverstärker) bzw. durch gewisse Inhaltsstoffe in den Nahrungsmitteln wie beispielsweise das Histamin in Käse, Rotwein, Tomaten etc.

Zu den Lebensmitteln, die häufig die klassischen Nahrungsmittelallergien verursachen, gehören Nüsse, Hühnerei, Weizen, Soja, Kuhmilch und Fisch, obwohl im Prinzip fast jedes Lebensmittel potentiell allergieauslösend wirken kann. Die Symptomatik beider Formen der Unverträglichkeit – also Allergie und Intoleranz – ist häufig ähnlich, so dass nur durch einen allergologischen Test bzw. Weglassen des verdächtigten Lebensmittels eine Diagnose gestellt werden kann.

Reaktionen auf Nahrungsmittel entstehen in der Regel im Anschluss an den Verzehr von Lebensmitteln, auf die jemand allergisch ist. Jedoch kann es auch zu allergischen Reaktionen kommen, ohne dass die betreffende Person den allergieauslösenden Stoff selbst verzehrt hat. Interessant und wenig bekannt ist zum Beispiel, dass eine Person mit allergischen Symptomen reagiert, nachdem sie eine andere Person geküsst hat, die zuvor ein allergieauslösendes Nahrungsmittel verzehrt hatte.

Vereinzelte Studien beschreiben diesen Zusammenhang. In einer US-amerikanischen Studie, die in der renommierten Zeitschrift *The New England Journal of Medicine* erschienen ist, wurden 379 Personen, die allergisch auf Nüsse reagierten, befragt. Dabei berichteten 20 (5,3 Prozent) der Allergiker über deutliche Symptome, nachdem sie ihrem Partner bzw. einem Elternteil einen Kuss auf Wange oder Lippen gegeben hatten. Die allergischen Reaktionen traten unmittelbar nach dem Kuss auf (weniger als eine Minute) und äußerten sich vornehmlich in Form von juckenden Schwellungen im Lippen- bzw. Gesichtsbereich. Vier der allergisch reagierenden Patienten berichteten sogar über Atembeschwerden (ein so genannter Bronchospasmus) nach dem Kuss.

Erwähnenswert ist noch die Tatsache, dass die Zeitspanne zwischen dem Verzehr des Allergens und dem Kuss bis zu 6 Stunden (Bereich zwischen weniger als 1 Minute und 6 Stunden) betragen hat. Bei einer Befragung von 1 139 schwedischen Allergikern zeigte sich, dass

12 Prozent allergische Symptome entwickelten, wenn sie in engem Kontakt (beispielsweise Küssen) mit einer Person waren, die vorher ein Nahrungsmittel verzehrt hatte, gegen das sie allergisch waren.

Auch diesbezügliche Vorsichtsmaßnahmen des Partners scheinen nicht immer wirksam zu sein. Ein 30-jähriger Allergiker zum Beispiel entwickelte ausgeprägte allergische Symptome durch einen Kuss seiner Freundin. Diese hatte zwei Stunden vorher Erdnüsse gegessen und im Anschluss daran, wohl wissend um die Allergie ihres Freundes, sogar vorbeugend ihre Zähne geputzt, den Mund ausgewaschen und Kaugummi gekaut.

Allergische Reaktionen nach Küssen wurden nicht nur nach Verzehr von Nüssen beschrieben, sondern auch nach dem Essen eines Apfels. Dabei zeigte eine junge Frau deutliche allergische Veränderungen im Mundbereich, nachdem sie ihren Freund, der kurz vorher einen Apfel gegessen hatte, küsste.

Fazit:

- Allergische Reaktionen auf Nahrungsmittelallergene können auch nach Küssen auftreten.
- Personen, die eine Nahrungsmittelallergie haben, sollten darüber informiert werden, dass sie auch durch Küssen mit dem allergieauslösenden Lebensmittel in Kontakt kommen können.
- Partner oder Eltern von Allergikern sollten in gewissen Fällen ebenfalls darauf achten, dass sie keine allergieauslösenden Lebensmittel verzehren, wenn sie im engen Kontakt mit dem Allergiker sind.

44 Diabetiker aufgepasst!

Der Typ-II-Diabetes (Zuckerkrankheit) gehört zu den gravierendsten Wohlstandserkrankungen unserer Zeit. Die Erkrankung tritt vor allem bei älteren, übergewichtigen Menschen auf und ist durch eine Erhöhung des Nüchternblutzuckerspiegels charakterisiert. Die Risiken eines Diabetes mellitus, wie etwa Arteriosklerose, Herzinfarkt,

Schlaganfall, Durchblutungsstörungen in den Beinen etc., sind auch Nichtmedizinern bekannt. Weniger geläufig ist, dass Typ-II-Diabetiker darüber hinaus ein erhöhtes Risiko haben, kognitive (kognitiv bedeutet im weitesten Sinne geistige Fähigkeiten verschiedenster Art) Störungen und Demenz, also einen fortschreitenden Abbau der Hirnsubstanz, zu entwickeln. Im Vergleich zu Gesunden wurden schlechtere Ergebnisse bei kognitiven Tests nicht nur bei Diabetikern registriert, sondern auch bei Personen, die eine gestörte Glukosetoleranz aufweisen. Darunter versteht man eine nur langsame Normalisierung des Blutzuckerspiegels nach Mahlzeiten. Sie gilt als Vorstufe des Diabetes. Umgekehrt führt eine Normalisierung des Blutzuckerspiegels zu einer Verbesserung der kognitiven Funktionen bei Diabetikern.

Eine US-amerikanische Forschergruppe untersuchte die Wirkung von zuckerhaltigen Speisen auf kurzzeitige geistige Fähigkeiten bei Diabetikern. An der Untersuchung nahmen 19 Typ-II-Diabetiker teil. Die Versuchspersonen verzehrten in einer ersten Sitzung eine Testmahlzeit, die aus einem halben weißen „Bagel" (ringförmiges Brötchen) und Grapefruitsaft bestand. Diese Testmahlzeit weist einen relativ hohen glykämischen Index auf (s. Kapitel 35), das heißt, sie führt zu einer raschen Erhöhung des Blutzuckerspiegels. Nach dem Verzehr der Testmahlzeit absolvierten die Teilnehmer verschiedene Tests zur Überprüfung des Kurzzeitgedächtnisses. Die Testresultate wurden in weiterer Folge mit Ergebnissen verglichen, die nach der Verabreichung eines Placebos (Trinken von Leitungswasser) erhoben wurden.

Nach Verzehr der Testmahlzeit fand sich zunächst eine kurzzeitige Verbesserung der Gedächtnisfunktion für ungefähr 15 Minuten. Diese verschwand jedoch in weiterer Folge und schlug ins Gegenteil um – mit einer deutlichen Einschränkung der Gedächtnisleistung 23 bis 30 Minuten nach Verzehr der Testmahlzeit. Die Autoren konnten außerdem nachweisen, dass auch eine längerfristige Blutzuckerbelastung mit einer Beeinträchtigung der Gedächtnisfunktionen einhergeht.

Fazit:

- Lebensmittel, die zu einem raschen, hohen Anstieg des Blutzuckerspiegels führen, können kurzfristig die kognitiven Funktionen von Diabetikern beeinträchtigen.

Nach Mahlzeiten verspüren wir ein Gefühl der Sättigung und leichte Schläfrigkeit (s. auch Kapitel 26). Außerdem wird zur Verdauung, Speicherung und Verwertung von Nährstoffen der Stoffwechsel aktiviert. Diese physiologischen Veränderungen nach dem Verzehr von Mahlzeiten sind wohlbekannt. Weniger geläufig ist die analgetische, also schmerzhemmende Wirkung des Essens. In tierexperimentellen Untersuchungen wurde erstmalig beschrieben, dass Reaktionen auf verschiedene Schmerzreize durch die Zufuhr von kohlenhydratreichen Mahlzeiten weniger stark ausfallen. Dies scheint auch für den Menschen zuzutreffen. Schreiende Säuglinge etwa können beruhigt werden, wenn man ihnen Zucker in den Mund gibt. Ebenso reagieren Kleinkinder weniger empfindlich auf schmerzauslösende Kaltreize, wenn sie Zucker im Mund haben.

Der positive Effekt des Zuckers auf den Kältereiz wird durch eine vermehrte Ausschüttung von körpereigenen schmerzhemmenden Substanzen, den so genannten endogenen Opioiden, erklärt. Dies sind im Körper gebildete Eiweißmoleküle – das bekannteste ist Endorphin – die eine morphinähnliche Wirkung haben. Morphin ist ja wegen seiner schmerzlindernden und euphorisierenden Wirkung bekannt, so dass dementsprechend auch endogene Opioide Schmerzen abschwächen und Glücksgefühle hervorrufen können.

Da Zucker eine schmerzlindernde Wirkung bei Tieren und Kleinkindern haben kann, wurde in einer Studie untersucht, ob dieser Effekt auch bei Erwachsenen auftritt. Außerdem ist man der Frage nachgegangen, inwiefern die Zusammensetzung einer Mahlzeit einen unterschiedlichen Einfluss auf die Schmerzwahrnehmung hat. An der Studie nahmen 16 gesunde Erwachsene (acht Männer und acht Frauen) mit einem Durchschnittsalter von 25,6 Jahren teil. Die Versuchspersonen verzehrten an verschiedenen Testtagen jeweils entweder 1. eine kohlenhydratreiche Mahlzeit mit wenig Fett oder 2. eine fettreiche Mahlzeit mit wenig Kohlenhydraten oder 3. bekamen sie nichts zu essen (Kontrolle). Die Mahlzeiten waren bezüglich ihres Energie(Kalorien)gehalts, Aussehens und Geschmacks ähnlich zusammengesetzt. Vor und dreimal nach Verzehr der Mahlzeiten wurde bei den Versuchspersonen ein so genannter „Cold-Pressure-Test" durchgeführt. Bei diesem Test wird durch Eintauchen der Hand in eiskaltes Wasser ein schmerzhafter Kältereiz ausgelöst. Während und nach dem Test beurteilten die Versuchspersonen die Schmerzintensität bzw. -wahrnehmung. Die Auswertung der Testresultate zeigte folgende Ergebnisse:

- Die Schmerzempfindung auf den Kältereiz war nach Verzehr beider Mahlzeiten im Vergleich zur Kontrollgruppe deutlich reduziert.
- Die maximale Schmerzhemmung trat 1,5 Stunden nach dem Verzehr der Testspeisen auf.
- Die fettreiche Testmahlzeit hemmte den Schmerz besser als die kohlenhydratreiche Speise.

Ein weiteres Ergebnis der Studie war, dass die Versuchspersonen nach der fettreichen Mahlzeit tendenziell müder und entspannter waren. Dies könnte ein möglicher Grund für die bessere schmerzhemmende Wirkung der fettreichen Mahlzeit gewesen sein. In einer Nachfolgestudie wurde überprüft, ob die schmerzhemmenden Effekte von Mahlzeiten auch dann auftreten, wenn die Mahlzeiten – unter Umgehung des Munds – direkt über eine Sonde in den Magen gegeben werden. Zu diesem Zweck wurden Nährstofflösungen mit einem hohen Anteil an Kohlenhydraten oder Fett bzw. eine Kontrolllösung bestehend aus Kochsalz über eine Magensonde direkt in den Magen eingeflößt. Auch bei diesem Test wurden die Versuchspersonen vorher und nachher Kältereizen ausgesetzt und die Schmerzempfindungen überprüft. Interessanterweise wirkten die Nährstofflösungen bei diesem Versuchsansatz nicht mehr schmerzhemmend.

Daraus lässt sich ableiten, dass wahrscheinlich vor allem kognitive und sensorische Prozesse (Geschmack, Geruch), die von den Sinneszellen im Mund ausgehen, die Schmerzwahrnehmung beeinflussen. Allerdings entsprach der Versuchsansatz mit der Magensonde natürlich nicht den normalen Essbedingungen, so dass eine Beteiligung des Darms bei der schmerzhemmenden Wirkung der Kohlenhydrate/Fette, beispielsweise durch Freisetzung von körpereigenen schmerzhemmenden Substanzen, nicht komplett ausgeschlossen werden kann.

Fazit:

- Der Verzehr von kohlenhydrat- und fettreichen Mahlzeiten hat einen schmerzhemmenden Effekt.
- Fettreiche Mahlzeiten sind dabei wirksamer als kohlenhydratreiche Speisen.

46 Wie müssen Männer und Frauen essen, um attraktiv zu wirken?

Zahlreiche psychologische Untersuchungen, aber auch Erfahrungsberichte und Anekdoten weisen darauf hin, dass sich in der westlichen Welt Frauen mehr Sorgen bzw. Gedanken um ihr Körpergewicht und die Ernährung machen als Männer. Ferner konnte gezeigt werden, dass Frauen im Berufsleben und meist auch bei der Partnerwahl mehr Chancen haben, wenn sie dem aktuellen Schönheitsideal entsprechen. Einfach gesagt gilt wahrscheinlich heutzutage der Grundsatz: Wer schlank und schön (gepflegt) ist, ist auch erfolgreich und umgekehrt.

Trotz der zweifellos wichtigen Komponente des Aussehens sind selbstverständlich auch viele andere Faktoren wie Sympathie, Interessen, Hobbys etc. und möglicherweise auch das Essverhalten wichtig bei der Partnerwahl. Letzteres wurde in einigen Studien genauer untersucht. Dabei wollten Wissenschaftler herausfinden, wie ein bestimmtes Essverhalten beider Geschlechter auf Frauen und Männer wirkt. Die Ergebnisse der meisten Untersuchungen zeigten, dass beide Geschlechter Frauen viel attraktiver bzw. femininer finden, wenn diese kleine Portionen verzehren. Bei Männern scheint neben der Größe der Mahlzeit auch das Körpergewicht ausschlaggebend auf die Attraktivität zu sein. Am wenigsten attraktiv wirken nämlich übergewichtige Männer, die große Portionen verzehren. In einer weiteren Studie nahmen Frauen mit Männern, die sie attraktiv fanden, ein gemeinsames Abendessen ein. Dabei aßen sie erwartungsgemäß viel weniger, um dem Mann zu gefallen, als bei einem Abendessen mit einer Frau oder einem weniger attraktiven Partner.

In anderen Untersuchungen wurde nicht nur die Auswirkung der Menge, sondern auch der Art der Mahlzeit auf die Attraktivität untersucht. Dabei fanden beide Geschlechter Männer und Frauen am attraktivsten, wenn sie vernünftige Mahlzeiten mit einem niedrigen Fettgehalt aßen. Laut Studien werden auch Personen, die kleine Portionen hochwertiger Gerichte essen, als subjektiv schlanker empfunden als gleichschwere Personen, die eine große Menge eher ungesundes Essen verspeisen.

Fazit:
- Frauen wirken u. U. attraktiver auf Männer, wenn sie kleine Portionen einer gesunden Speise verzehren.
- Vor allem übergewichtige Männer sollten sich bei einem (Abend)essen in Gegenwart einer Frau, die sie erobern wollen, kleine Portionen auf den Teller nehmen.
- Essen von kleinen, gesunden Speisen erweckt bei anderen den Eindruck des Schlankseins.

Alkoholiker mögen Süßes

47

Alkoholismus kann wohl als die am weitesten verbreitete Krankheit auf der Welt bezeichnet werden. Trinkalkohol schädigt den Körper und seine Organe, vor allem die Leber. Der Grund für die toxischen Effekte sind vor allem Stoffwechselzwischenprodukte, die vermehrt beim gesteigerten Abbau des Alkohols in der Leber entstehen. Alkohol wird dort hauptsächlich über zwei Enzymsysteme abgebaut. Beim Abbau entstehen zum einen Substanzen, die eine gesteigerte Bildung von Fetten in der Leber anregen. Aus diesem Grund entwickeln Alkoholiker zunächst eine Fettleber. Diese kann sich, sofern man Alkohol meidet, wieder komplett zurückbilden. Außerdem entsteht beim Alkoholabbau das giftige Azetaldehyd, und bei einer hohen Alkoholzufuhr, also nach einer „durchzechten" Nacht beispielsweise, bilden sich auch vermehrt freie Radikale, welche die Zellen schädigen können. Azetaldehyd stimuliert die Bildung von Substanzen, die zu einer verstärkten Einlagerung von Bindegewebe in der Leber beitragen.

Zunächst versucht die Leber, die normalerweise eine gute Regenerationsfähigkeit besitzt, den Schaden zu beheben. Ab einem bestimmten Zeitpunkt jedoch ist dies nicht mehr möglich, so dass schließlich das Lebergewebe mehr und mehr durch wucherndes Bindegewebe zerstört wird, was mit dem Verlust der wichtigsten Leberfunktionen einhergeht, der nicht mehr rückgängig gemacht werden kann. Dieses Krankheitsbild wird als Leberzirrhose bezeichnet. Durch den Ausfall der Entgiftungsfunktion der Leber können potentiell giftige Substanzen nicht mehr ausgeschaltet werden. Dies führt unter anderem zur Schädigung des Nervensystems mit begleitenden neurologischen Ausfällen und Störungen, zu Gedächtnisverlust und im schlimmsten Fall zum Koma.

Vielen Alkoholikern gelingt es, die Krankheit der Umwelt gegenüber lange zu verbergen. Meist gestehen sie sich selbst nicht ein, vom Alkohol abhängig zu sein und erkennen die Sucht erst viel zu spät. Als abwegig hat sich unter anderem die aus der Psychoanalyse stammende Theorie von der „Suchtpersönlichkeit" erwiesen, die besagt, dass „labile" Personen stärker zum Alkoholismus neigen als andere. Im Gegensatz dazu ist heute bekannt, dass genetische Faktoren einen starken Einfluss auf das Entstehen von Alkoholismus haben. Auf genetische Veranlagung deutet etwa die Tatsache hin, dass Alkoholismus in manchen Familien gehäuft auftritt. Adoptivkinder, deren leibliche Eltern Alkoholiker waren, zeigen auch in Pflegefamilien ohne Alkoholmissbrauch ein drei- bis viermal höheres Risiko, im späteren Leben vom Alkohol abhängig zu werden, im Vergleich zu Adoptivkindern von Nichtalkoholikern. Es sind allerdings nicht nur die Gene schuld. Es ist bekannt und in vielen Studien dokumentiert, dass zahlreiche weitere individuelle, soziale und kulturelle Faktoren entscheidend zur Entwicklung einer Alkoholabhängigkeit beitragen.

Im Gegensatz zu diesen sozialen bzw. psychologischen Faktoren konnten trotz großer Anstrengung bisher nur wenige physiologische Verhaltensmuster identifiziert werden, die mit einem erhöhten Risiko für Alkoholismus einhergehen. Eines scheint die Vorliebe für süß schmeckende Lebensmittel zu sein. In Versuchen mit Mäusen und Ratten wurde wiederholt beschrieben, dass jene Tiere, die große Mengen an Alkohol tranken, auch sehr viel Saccharin (ein bekannter Süßstoff) und Haushaltszucker konsumierten. Präferenz für süße Lebensmittel ist angeboren und kann bereits in den ersten Stunden nach der Geburt nachgewiesen werden. Jedoch konnten Untersuchungen zeigen, dass das Bedürfnis nach Süßem bei Menschen unterschiedlich ausgeprägt ist. Außerdem scheint das Verlangen danach auch nicht mit dem Alter verloren zu gehen.

Die ersten Studien, die den Zusammenhang zwischen Vorliebe für süße Speisen und Alkoholismus beim Menschen untersuchten, liegen zirka zehn Jahre zurück. In diesen ersten Untersuchungen schmeckten Alkoholiker und Nichtalkoholiker unterschiedlich süße Zuckerlösungen und sollten anschließend beurteilen, wie süß sie die jeweiligen Testflüssigkeiten empfanden. Dabei bevorzugten 65 Prozent der Alkoholiker die süßeste Lösung im Gegensatz zu nur 16 Prozent der Testpersonen der Kontrollgruppe. In einer weiteren Studie konnte gezeigt werden, dass auch Nichtalkoholiker mit alkoholabhängigen Vätern süßere Lösungen bevorzugten.

Als Mechanismus wird vermutet, dass sowohl Alkohol als auch Zucker die Ausschüttung von körpereigenen Opioiden, die bekanntermaßen Glücksgefühle hervorrufen, stimulieren. Daraus ist abzuleiten, dass Alkoholiker möglicherweise mehr auf die Ausschüttung von Glückssubstanzen im Gehirn angewiesen sind als Nichtalkoholiker. Studien bei Menschen und Tieren haben gezeigt, dass durch vermehrten Zuckerkonsum der Alkoholgenuss eingeschränkt werden konnte. Wegen der Freisetzung von Glückssubstanzen durch den Zucker war es wahrscheinlich nicht notwendig, auch noch Alkohol zu konsumieren.

Übrigens: Obwohl ein regelmäßiger, hoher Alkoholgenuss die Leber zerstört und in weiterer Folge die Funktionen anderer Organsysteme beeinträchtigt, können geringe Mengen Alkohol auch gesundheitsfördernde Wirkungen zeigen. Dabei beschrieben zahlreiche Studien, dass das Risiko einer Herzerkrankung und eines Herzinfarktes durch geringe Mengen an Alkohol, vor allem Wein, deutlich gesenkt werden kann. Besonders die antioxidativen Wirksubstanzen im Wein schützen nämlich vor Arteriosklerose und sorgen dafür, dass das Blut nicht so schnell gerinnt. Gestützt auf einen Bericht verschiedener ernährungswissenschaftlicher und ernährungsmedizinischer Gesellschaften und Verbände in Deutschland lässt sich die gesundheitlich verträgliche Menge, bei der die möglichen positiven Effekte des Alkohols die negativen noch überwiegen, mit 20 g pro Tag für einen gesunden Mann und 10 g pro Tag für eine gesunde Frau angeben. 10 g Trinkalkohol befinden sich in etwa in 125 ml Wein (⅛ Liter).

Fazit:

- Zu viel Alkohol ist schädlich für die Gesundheit.
- Wer standhaft ist und es wirklich schafft, täglich wenig Alkohol (besonders Wein) zu trinken, kann unter Umständen davon profitieren.

48 Horrorfilme helfen beim Abnehmen

Neben Faktoren wie Geschlecht, Alter, Zusammensetzung der Nahrung sowie körperliche Aktivität beeinflusst auch die Aktivität des sympathischen Nervensystems den Energieumsatz (s. Kapitel 10). Der „Sympathikus" ist ein Teil des vegetativen Nervensystems, das die Organe versorgt, und wird bei Stresssituationen, etwa körperlichen Belastungen, aktiviert. Eine vermehrte Aktivierung des Sympathikus steigert die Stoffwechselprozesse und damit auch den Energieverbrauch.

Dies wurde in einer Studie aus den Niederlanden auf vergnügliche Art und Weise untersucht. An der Studie nahmen zwölf gesunde junge Männer teil. Die Versuchspersonen mussten im nüchternen Zustand bzw. nach dem Verzehr einer Mahlzeit entweder einen Horrorfilm, der zum Auslösen von Stress gedacht war, anschauen oder einen romantischen, entspannenden Film. Vorher, während des Films und nachher wurde bei den Personen der Ruheenergieumsatz (ähnlich dem Grundumsatz) bzw. die nahrungsinduzierte Thermogenese gemessen. Noch einmal zur Erinnerung: Die nahrungsinduzierte Thermogenese oder thermogene (kalorigene) Wirkung der Nahrung entspricht der Steigerung des Energieumsatzes nach der Nahrungsaufnahme – dabei steigen Körpertemperatur und Wärmeabgabe an die Umgebung. Das beruht vor allem darauf, dass für Verdauung, Resorption und Transport der Nährstoffe Energie benötigt wird.

Die Auswertung der Daten zeigte, dass der Ruheenergieumsatz durch den Horrorfilm nicht beeinflusst wurde. Wahrscheinlich war der Stressreiz zu gering, um den Sympathikus zu aktivieren. Dies wurde auch durch die Bestimmung von Stresshormonen im Harn, die keine Veränderung zeigten, verifiziert. Jedoch kam es zu einer deutlichen, statistisch belegten Zunahme des Energieverbrauchs nach dem Verzehr der Mahlzeit, also einem Anstieg der nahrungsinduzierten Thermogenese. Es ist also zu vermuten, dass psychische Stresssituationen den Energieverbrauch nach Mahlzeiten steigern, jedoch nicht im nüchternen Zustand.

Fazit:
- Psychischer Stress steigert den Energieverbrauch vor allem direkt nach dem Essen.

Neophobie vor Lebensmitteln – was ist das? 49

Eine Phobie (griech. phobos: Furcht) ist eine krankhafte, unbegründete Angstreaktion auf Gegenstände, Situationen, Tätigkeiten oder Personen. Sie äußert sich im übermäßigen, inadäquaten Drang, den Auslöser der Angst zu vermeiden. Die Neophobie ist die Angst vor Neuem. Zwar kann die Neophobie ein Schutzmechanismus vor gefährlichen Objekten bzw. Lebensmitteln sein, jedoch ist es für das Aneignen von Wissen und Lösen von Problemen wichtig, Neues zu erforschen bzw. zu erproben. Außerdem zeigten Studien bei Ratten, dass die beständige Angst vor etwas Neuem die Lebenserwartung deutlich verkürzen kann.

Die Furcht vor neuen Lebensmitteln ist auch eine Art der Neophobie und tritt normalerweise im Alter von zwei Jahren in Erscheinung. In diesem Alter lernt das Kind, Lebensmittel als essbar, nichtessbar oder gefährlich einzustufen. Dabei spielen sensorische Komponenten wie Geschmack, eigene Erfahrung und das Verhalten anderer eine entscheidende Rolle. Studien zeigten, dass Lebensmittelneophobiker eine relativ einseitige Kost verzehren und auch angeben, in der Vergangenheit wenig Lebensmittel ausprobiert zu haben. Außerdem bekommen Kinder von neophobischen Müttern häufig auch eine weniger abwechslungsreiche Kost angeboten. In absoluten Extremfällen verweigern unterernährte Neophobiker sogar Lebensmittel, die sie nicht kennen.

Verschiedene Untersuchungen haben Unterschiede in der Bewertung von Lebensmitteln und Geruchsreizen zwischen Neophobikern und Neophilen – das sind Personen, die neuen Lebensmitteln gegenüber aufgeschlossen sind – beschrieben. Dabei werten Neophobiker neue Lebensmittel hinsichtlich ihres Geschmacks deutlich schlechter als Neophile. Auch gewisse Geruchsreize werden von Neophobikern als weniger angenehm empfunden. Als ein Grund für diese Unterschiede wird eine veränderte sensorische Reizschwelle bei Neophobikern angenommen. Neophobiker riechen und schmecken möglicherweise anders als Neophile und nehmen unter Umständen potentiell unangenehme Komponenten in der Nahrung oder bei Gerüchen wahr. Als ein weiterer Grund wird die intensivere Auseinandersetzung des Neophobikers mit dem neuen Lebensmittel vermutet. Das vorsichtigere Schmecken bzw. Riechen bewirkt unter Umständen eine ablehnendere Sinneswahrnehmung.

Fazit:
- Neophobie vor Lebensmitteln sollte früh erkannt und behandelt werden.

50 Funktioniert die Verdauung im Sitzen anders als im Liegen?

Was wir essen, sei es Gemüse, Obst, Fleisch oder Getreide, muss im Magen-Darm-Trakt mechanisch aufbereitet und währenddessen bzw. anschließend unter Beteiligung von Enzymen chemisch aufgeschlossen werden. Diesen Vorgang nennt man Verdauung. Durch die Verdauung werden die Nährstoffe freigesetzt und in eine lösliche Form gebracht, in der sie in weiterer Folge ins Blut (oder bei Fetten in die Lymphe) aufgenommen werden können. Für die Verdauung stehen Enzyme aus dem Magen, der Bauchspeicheldrüse und der Oberfläche der Darmepithelzellen zur Verfügung. Sogar im Speichel findet sich ein Enzym, das Stärke spalten kann. Wenn beispielsweise ein Brotstück lange genug im Mund gekaut wird, kann die Stärke fast komplett in kleinere Kohlenhydrate aufgeschlossen werden! Dadurch fängt das Brot an, süß zu schmecken. Für die Verdauung der Fette und fettlöslichen Vitamine sind zusätzlich noch Gallensäuren wichtig. Tagsüber ist aufgrund der regelmäßigen Nahrungsaufnahme (Frühstück, Mittag-, Abendessen und Zwischenmahlzeiten) die Verdauung eigentlich ständig aktiv. Verschiedene Faktoren, etwa körperliche Aktivität oder der Zeitpunkt des Essens (s. auch Kapitel 34), können Einfluss auf die Verdauung haben.

Eine japanische Forschergruppe ist jetzt der Frage nachgegangen, ob auch die Körperposition Einfluss auf den Prozess bzw. die Effizienz der Verdauung hat. Zu diesem Zweck aßen sechs Frauen ein standardisiertes Frühstück. Anschließend legten sie sich entweder hin oder blieben (an einem anderen Versuchstag) sitzen. Die Güte der Verdauung im Darm wurde mittels eines Wasserstoff-Atemtests überprüft. Dieser misst den Gehalt an Wasserstoff (H_2) in der Atemluft. Ein hoher Gehalt an H_2 findet sich unter anderem dann, wenn die mit der Nahrung aufgenommenen Kohlenhydrate nicht komplett resorbiert werden. Sie werden in diesem Fall vor allem von Dickdarm-Mikroben abgebaut (vergoren), wobei auch Wasserstoff freigesetzt wird, welcher dann ins Blut übertritt und anschließend abgeatmet wird.

Die Testergebnisse zeigten, dass im Vergleich zum Sitzen im Liegen viel weniger Wasserstoff in der Atemluft enthalten war, was auf eine effizientere Verdauung und Resorption der Kohlenhydrate aus dem Frühstück schließen lässt. In einer Folgeuntersuchung wurden diese Ergebnisse auch bei der Verdauung von Milchzucker bestätigt. Als Hauptgrund für den Einfluss der Körperposition auf den Verdauungsvorgang wird eine unterschiedliche Entleerungszeit aus dem Magen angeführt. Die Magenentleerung ist von verschiedenen Faktoren abhängig, beispielsweise der Konsistenz (fest/flüssig) und Zusammensetzung der Speisen. So geht im Vergleich zum Birnensaft die Entleerung von Grapefruitsaft aus dem Magen langsamer vonstatten und ist die Aufnahme der Kohlenhydrate besser.

Anhang

Übersicht 1. Funktion, Mangelsymptome und gute Quellen der Vitamine

Vitamin	Wichtigste Funktionen	Wichtigste Mangelsymptome	Wichtigste Quellen
Vitamin B_1	Energiegewinnung aus Kohlenhydraten, wichtig für Nerven	Müdigkeit, Muskelschwäche, psychische Veränderungen, Störungen der Herzfunktion; Alkoholiker haben einen erhöhten Bedarf!	Fleisch (bes. Schweinefleisch), Hülsenfrüchte, Vollkornprodukte
Vitamin B_2	Stoffwechselfunktionen	Mangel ist selten; Hautveränderungen	Milch und Milchprodukte, Fleisch, Fisch, Eier, Vollkornprodukte, Paprika, Brokkoli
Vitamin B_6	Umbau von Eiweiß, wichtig für Nerven, Abbau des Homocysteins	Blutarmut (Anämie), neurologische Störungen	Fleisch, Fisch, Linsen, Vollkornprodukte, Bananen
Vitamin B_{12}	Zellwachstum und -teilung, Bildung von roten Blutkörperchen, Partner der Folsäure	Blutarmut (Anämie), Störungen der Nervenfunktion; bei jahrelanger Gastritis (Magenschleimhaut zurückgebildet) u. U. geringe Aufnahme!	Leber, Fleisch und Fisch, Milch und Milchprodukte, Eier
Biotin	Stoffwechselfunktionen	Mangel selten; Hautveränderungen	Leber, Fisch, Nüsse, Haferflocken, Spinat, Eigelb
Pantothensäure	Stoffwechselfunktionen	Mangel selten	Leber, Fleisch, Fisch, Vollkornprodukte, Hülsenfrüchte

Vitamin	Wichtigste Funktionen	Wichtigste Mangelsymptome	Wichtigste Quellen
Niacin	Bestandteil von Coenzymen; medikamentöse, hohe Mengen wirken sich günstig auf den Cholesterinspiegel aus	Schwerer Niacinmangel führt zu Pellagra (Hautveränderungen, Durchfall, Depressionen)	Fleisch, Fisch, Milch, Eier, Kartoffeln
Folsäure	Zellteilung und -bildung, Umbau des Homocysteins	Blutarmut (Anämie), neurologische Störungen; hohe Homocysteinspiegel – erhöhtes Risiko für Arteriosklerose?	Brokkoli, Spinat, Spargel, Hülsenfrüchte, Getreideprodukte aus Vollkorn (bes. Weizenkeime), Innereien, Eigelb, frischer Orangensaft
Vitamin C	Antioxidative Wirkung (Eliminierung von freien Radikalen); Bildung von Bindegewebe, Carnitin und Stresshormonen	Skorbut bei schwerem Vitamin-C-Mangel; oxidativer Stress (?); Raucher haben einen Mehrbedarf!	Diverse Obst und Gemüsesorten
Vitamin A (β-Carotin)	Wichtig für die Entwicklung von Zellen, Wachstum, Immunsystem, Haut, Sehvorgang	Frühsymptom ist das schlechte Sehen in der Nacht (Nachtblindheit), bei schwerem Mangel (bei uns extrem selten) Erblindung, schwere Infektionen	Leber, bestimmte Gemüse (Spinat, Karotten, Fenchel, Feldsalat), Butter, Margarine
Vitamin D	Wichtig für die Aufnahme von Calcium im Darm und Mineralisation des Knochens	Knochenschwund; gefährdet sind vor allem Säuglinge und ältere Menschen	Körpereigene Bildung! Sonnenlicht erforderlich! Lebertran, bestimmte Fische (Makrele, Hering, Aal, Lachs), Eigelb

185

Vitamin	Wichtigste Funktionen	Wichtigste Mangelsymptome	Wichtigste Quellen
Vitamin E	Beseitigung von freien Radikalen	Oxidativer Stress – Schädigung von Zellen und Molekülen	Pflanzliche Öle, Weizenkeime und Nüsse
Vitamin K	Blutstillung (Bildung bestimmter Blutgerinnungsfaktoren) Knochenaufbau	Blutungen; Osteoporose (?)	Körpereigene Bildung im Darm; Gemüse (Sauerkraut, Rosenkohl, Spinat), Milch und Milchprodukte, Fleisch, Eier

Übersicht 2. Funktion, Mangelsymptome und gute Quellen von Mineralstoffen

Mineralstoffe	Wichtigste Funktionen	Wichtigste Mangelsymptome	Wichtigste Quellen
Calcium	Knochengrundsubstanz, Blutgerinnung, Muskelkontraktion	Knochenschwund	Milch und Milchprodukte, calciumreiche Mineralwässer, bestimmte Gemüsearten (Brokkoli, Grünkohl)
Magnesium	Funktionen von Nerven und Muskeln, Energiebereitstellung, Wachstum (DNA-und RNA-Synthese), verschiedene Zellfunktionen, Knochenaufbau	Schwerer Magnesiummangel (bei gesunden Menschen sehr selten) führt vor allem zu Störungen im Herzen und in der Skelettmuskulatur	Sesam, Sojabohnen, Nüsse (Walnuss, Haselnuss, Erdnuss), Haferflocken Linsen, Naturreis, Roggen-Weizenvollkornbrot
Eisen	Sauerstofftransport, wichtig für Wachstum und Immunsystem	Anämie (Blutarmut)	Fleisch, Fleischprodukte, diverse pflanzliche Lebensmittel

Mineral-stoffe	Wichtigste Funktionen	Wichtigste Mangelsymptome	Wichtigste Quellen
Kupfer	Antioxidative Funktionen, Stabilisierung des Bindegewebes, wichtig für Immunsystem und Energiegewinnung, beteiligt beim Stoffwechsel von Stresshormonen und Eisen	Mangel selten, bei schwerem Mangel Blutarmut, Infektionen	Hülsenfrüchte, Innereien, Nüsse, Schalentiere, Schokolade
Zink	Wachstum von Zellen, wichtig für Immunsystem und Wundheilung, antioxidative Funktionen, wichtig für das Sehen	Infektionen, gestörte Wundheilung, Appetitlosigkeit und Geschmacksstörungen, Wachstumsstörungen, Infertilität	Meeresfrüchte, Fische, Fleisch, Innereien, Hülsenfrüchte, Datteln, Haferflocken, Weizenkeime und -kleie
Selen	Beseitigung von freien Radikalen, Bildung des aktiven Schilddrüsenhormons	Oxidativer Stress	Fleisch, Hülsenfrüchte, Getreide – abhängig vom Selengehalt des Bodens

Empfehlenswerte Webseiten zur Ernährung

Deutsche Gesellschaft für Ernährung: www.dge.de

Österreichische Gesellschaft für Ernährung: www.oege.at

Schweizerische Gesellschaft für Ernährung: www.sge-ssn.ch

Gesellschaft für Ernährungsmedizin und Diätetik:
www.ernaehrungsmed.de

Deutsche Gesellschaft für Ernährungsmedizin: www.dgem.de

Verband der Diaetologen Österreichs: www.ernaehrung.or.at

Verband der Ernährungswissenschafter Österreichs: www.veoe.org/

Österreichische Akademie für Ernährungsmedizin (Prof. Widhalm):
www.meduniwien.ac.at/akh/ernaehrung/

Verband der Dipl. Oecotrophologen. http://www.vdoe.de/

Verband der Diätassistenten – Deutscher Bundesverband e.V.:
www.vdd.de

Quellen

Einleitung

Carpenter, K. J. (2003): A short history of nutritional science: parts 1–4, *The Journal of Nutrition*

Park, Y., et al., (2005): Dietary fiber intake and risk of colorectal cancer: a pooled analysis of prospective cohort studies. *The Journal of the American Medical Association*; 294: 2849–2857.

Kapitel 1

Skiadas, P. K., Lascaratos, J. G., (2001): Dietetics in ancient Greek philosophy: Plato's concepts of healthy diet. *European Journal of Clinical Nutrition* 55: 532–537.

Kapitel 2

Elmadfa, I., Leitzmann, C., (2004): *Ernährung des Menschen*, UTB, Stuttgart.

Biesalski, H. K., et al., (2004): *Ernährungsmedizin*, Thieme Verlag, Stuttgart.

Kapitel 3

Anderson, J. W., (2003): Whole grains protect against atherosclerotic cardiovascular disease. *Proceedings of the Nutrition Society* 62: 135–142.

Murtaugh, M. A., et al., (2003): Epidemiological support for the protection of whole grains against diabetes. *Proceedings of the Nutrition Society* 62: 143–149.

Liu, S., et al., (1999): Whole-grain consumption and risk of coronary heart disease: results from the Nurses' Health Study. *American Journal of Clinical Nutrition* 70: 412–419.

Jensen, M. K., et al., (2004): Intakes of whole grains, bran, and germ and the risk of coronary heart disease in men. *American Journal of Clinical Nutrition* 80: 1492–1499.

Mozaffarian, D., et al., (2003): Cereal, fruit, and vegetable fiber intake and the risk of cardiovascular disease in elderly individuals. *Journal of the American Medical Association* 289: 1659–1666.

Kapitel 4

v. Koerber, K., et al., (1999): *Vollwert-Ernährung*. Haug Verlag, Heidelberg.

Liu, R. H. (2003): Health benefits of fruit and vegetables are from additive and synergistic combinations of phytochemicals. *American Journal of Clinical Nutrition* 78: 517S–520S.

Heber, D., (2004): Vegetables, fruits and phytoestrogens in the prevention of diseases. *Journal of Postgraduate Medicine* 50: 145–149.

Lampe, J. W. (1999) Health effects of vegetables and fruit: assessing mechanisms of action in human experimental studies. *American Journal of Clinical Nutrition* 70: 475S–490S.

Watzl, B., Rechkemmer, G., (2001): Flavonoide. *Ernährungsumschau* 48: 498–502.

Fraser, M. L., et al., (2005): Lycopene and prostate cancer: emerging evidence. *Expert Review of Anticancer Therapy* 5: 847–854.

Hannum, S. M., (2004):; Potential impact of strawberries on human health: a review of the science. *Critical Reviews in Food Science and Nutrition* 44: 1–17.

Rivlin, R. S., (2001): Historical perspective on the use of garlic. *The Journal of Nutrition* 131: 951S–954S.

Banerjee, S. K., et al., (2003): Garlic as an antioxidant: the good, the bad and the ugly. *Phytotherapy Research* 17: 97–106.

Key, T. J., et al., (2002): The effect of diet on risk of cancer. *Lancet* 360: 861–868.

La Vecchia, C., et al. (1998): Vegetable consumption and risk of chronic disease. *Epidemiology* 9: 208–210.

Barzi, F., et al., (2003): Mediterranean diet and all-causes mortality after myocardial infarction: results from the GISSI-Prevenzione trial. *European Journal of Clinical Nutrition* 57: 604–611.

Dauchet, L., et al., (2005): Fruit and vegetable consumption and risk of stroke: a meta-analysis of cohort studies. *Neurology* 65: 1193–1197.

Sacks, F. M., et al., (2001): Effects on blood pressure of reduced dietary sodium and the Dietary Approaches to Stop Hypertension (DASH) diet. DASH-Sodium Collaborative Research Group. *New England Journal of Medicine* 344: 3–10.

Miura, K., et al., (2004): Relation of vegetable, fruit, and meat intake to 7-year blood pressure change in middle-aged men: the Chicago Western Electric Study. *American Journal of Epidemiology* 159: 572–580.

Kapitel 5

Wood, R. J. (2004): The iron-heart disease connection: is it dead or just hiding? *Ageing Research Reviews* 3: 355–367.

Larsson, S. C., et al., (2005): High-fat dairy food and conjugated linoleic acid intakes in relation to colorectal cancer incidence in the Swedish Mammography Cohort. *American Journal of Clinical Nutrition* 82: 894–900.

Kapitel 6

Hu, F. B., et al., (2001): Types of dietary fat and risk of coronary heart disease: a critical review. *Journal of the American College of Nutrition* 20: 5–19.

McNamara, D. J., (2000): The impact of egg limitations on coronary heart disease risk: do the numbers add up? *Journal of the American College of Nutrition* 19: 540S–548S.

Fernandez, M. L., (2006): Dietary cholesterol provided by eggs and plasma lipoproteins in healthy populations. *Current Opinion in Clinical Nutrition and Metabolic Care* 9: 8–12.

Masson, L. F., et al., (2003): Genetic variation and the lipid response to dietary intervention: a systematic review. *American Journal of Clinical Nutrition* 77: 1098–1111.

Lee, K. W., Lip, G. Y., (2003): The role of omega-3 fatty acids in the secondary prevention of cardiovascular disease. *QJM: An International Journal of Medicine* 96: 465–480.

Gruppo Italiano per lo Studio della Sopravvivenza nell'Infarto miocardico, (1999): Dietary supplementation with n-3 polyunsaturated fatty acids and vitamin E after myocardial infarction: results of the GISSI-Prevenzione trial. *Lancet* 354: 447–455.

Pouwer, F., et al. (2005): Fat food for a bad mood. Could we treat and prevent depression in Type 2 diabetes by means of omega-3 polyunsaturated fatty acids? A review of the evidence. *Diabetic Medicine* 22: 1465–1475.

Schachter, H. M., et al. (2005): Effects of omega-3 fatty acids on mental health. *Evidence Report/Technology Assessment (Summary)*: 1–11.

Peet, M. and Stokes, C., (2005): Omega-3 fatty acids in the treatment of psychiatric disorders. *Drugs* 65: 1051–1059.

DGE, et al. (DACH-2000): *Referenzwerte für die Nährstoffzufuhr.* Umschau Braus Verlag, Frankfurt am Main.

McGrath-Hanna, N. K., et al., (2003): Diet and mental health in the Arctic: is diet an important risk factor for mental health in circumpolar peoples? A review. *International Journal of Circumpolar Health* 62: 228–241.

Bjerregaard, P., et al., (2004): Indigenous health in the Arctic: an overview of the circumpolar Inuit population. *Scandinavian Journal of Public Health* 32: 390–395.

Kapitel 7

Oliver, W. J., et al., (1975) Blood pressure, sodium intake, and sodium related hormones in the Yanomamo Indians, a „no-salt" culture. *Circulation* 52: 146–151.

Poulter, N. R., et al., (1985): Determinants of blood pressure changes due to urbanization: a longitudinal study. *Journal of Hypertension, Supplement* 3: S375–377.

Meneton, P., et al., (2005): Links between dietary salt intake, renal salt handling, blood pressure, and cardiovascular diseases. *Physiological Reviews* 85: 679–715.

Deutsche Liga zur Bekämpfung des hohen Blutdruckes e. V. Deutsche Hypertonie Gesellschaft, http://www.paritaet.org/hochdruckliga/salz.htm

Graudal, N. A., et al., (1998): Effects of sodium restriction on blood pressure, renin, aldosterone, catecholamines, cholesterols, and triglyceride: a meta-analysis. *JAMA: The Journal of the American Medical Association* 279: 1383–1391.

Teucher, B., and Fairweather-Tait, S. (2003): Dietary sodium as a risk factor for osteoporosis: where is the evidence? *The Proceedings of the Nutrition Society* 62: 859–866.

Harrington, M., Cashman, K. D., (2003): High salt intake appears to increase bone resorption in postmenopausal women but high potassium intake ameliorates this adverse effect. *Nutrition Reviews* 61: 179–183.

Kapitel 8

Schmidt, R. F., Thews, G., (1997): *Physiologie des Menschen.* Springer Verlag, Berlin-Heidelberg-New York.

Manz, F., Wentz, A. (2005): The importance of good hydration for the prevention of chronic diseases. *Nutrition Reviews* 63: S2–5.

Ritz, P., Berrut, G., (2005): The importance of good hydration for day-to-day health. *Nutrition Reviews* 63: S6–13.

Adam, O. (2005): Auswirkungen des Kaffeetrinkens auf die Flüssigkeitsbilanz. *Ernährungsumschau* 1: 14–17.

Armstrong, L. E., et al., (2005): Fluid, electrolyte, and renal indices of hydration during 11 days of controlled caffeine consumption. *International Journal of Sport Nutrition and Exercise Metabolism* 15:252–65.

Grandjean, A. C., et al., (2000): The effect of caffeinated, non-caffeinated, caloric and non-caloric beverages on hydration. *Journal of the American College of Nutrition* 19:591–600.

Boschmann, M., et al., (2003): Water-induced thermogenesis. *The Journal of Clinical Endocrinology and Metabolism* 88: 6015–6019.

Kapitel 9

Bässler, K. H., et al., (2002): *Vitamin Lexikon.* Urban Fischer, München, Jena.

Bognar, A., (1995): Vitaminverluste bei der Lagerung und Zubereitung von Lebensmitteln. *Ernährung/Nutrition* 19.

Kapitel 10

Ainsworth, B. E., et al., (1993): Compendium of physical activities: classification of energy costs of human physical activities. *Medicine and Science in Sports and Exercise* 25: 71–80.

Haber, P., (2005): *Leitfaden zur Medizinischen Trainingsberatung.* Springer Verlag, Wien.

Pokan, R., et al., (2004): *Kompendium der Sportmedizin.* Springer Verlag, Wien.

Kapitel 11

Wardle, J., et al., (2000): Stress, dietary restraint and food intake. *Journal of Psychosomatic Research* 48: 195–202.

Oliver, G., et al., (2000): Stress and food choice: a laboratory study. *Psychosomatic Medicine* 62: 853–865.

Grunberg, N. E., Straub, R. O., (1992): The role of gender and taste class in the effects of stress on eating. *Health Psychology* 11: 97–100.

Kapitel 12

Gilani, G. S., et al., (2005): Effects of antinutritional factors on protein digestibility and amino acid availability in foods. *Journal of AOAC International* 88: 967–987.

Löffler, G., Petrides, P. E. (2003): *Biochemie und Pathobiochemie.* Springer Verlag, Berlin, Heidelberg, New York.

Kapitel 13

Trepel, F. (2004): [Dietary fibre: more than a matter of dietetics. II. Preventative and therapeutic uses]. *Wiener Klinische Wochenschrift* 116: 511–522.

Trepel, F., (2004): [Dietary fibre: more than a matter of dietetics. I. Compounds, properties, physiological effects]. *Wiener Klinische Wochenschrift* 116: 465–476.

Streppel, M. T., et al., (2005): Dietary fiber and blood pressure: a meta-analysis of randomized placebo-controlled trials. *Archives of Internal Medicine* 165: 150–156.

Hulshof, K. F., et al., (2003): Socio-economic status, dietary intake and 10 y trends: the

Dutch National Food Consumption Survey. *European Journal of Clinical Nutrition* 57: 128–137.

Kapitel 14

Wardle J., et al., (2003): Modifying children's food preferences: the effects of exposure and reward on acceptance of an unfamiliar vegetable. *European Journal of Clinical Nutrition* 57: 341–348.

Wardle J., et al., (2003): Increasing children's acceptance of vegetables; a randomized trial of parent-led exposure. *Appetite* 40: 155–162.

Kapitel 15

Hammer, H. F., Aibichler, B. (2003): Probiotika und Präbiotika: Grundlagen, Einsatz und Wirkungen beim gesunden und kranken Menschen. *Journal für Ernährungsmedizin* 5: 16–24.

Gill, H. S., Guarner, F. (2004): Probiotics and human health: a clinical perspective. *Journal of Postgraduate Medicine* 80: 516–526.

DGE, www.dge.de; *Beratungspraxis* 11/2001

Kapitel 16

Sun J., et al., (2002): Antioxidant and antiproliferative activities of common fruits. *Journal of Agricultural and Food Chemistry* 50: 7449–7454.

Song, Y., et al., (2005): Associations of dietary flavonoids with risk of type 2 diabetes, and markers of insulin resistance and systemic inflammation in women: a prospective study and cross-sectional analysis. *Journal of the American College of Nutrition* 24: 376–384.

Feskanich, D., et al., (2000): Prospective study of fruit and vegetable consumption and risk of lung cancer among men and women. *Journal of the National Cancer Institute* 92: 1812–1823.

Knekt, P., et al., (2000): Quercetin intake and the incidence of cerebrovascular disease. *European Journal of Clinical Nutrition* 54: 415–417.

Boyer, J., Liu, R. H., (2004): Apple phytochemicals and their health benefits. *Nutrition Journal* 3: 5.

Mayer, B., et al., (2001): High-throughput fluorescence screening of antioxidative capacity in human serum. *Analytical Biochemistry* 297: 144–153.

Aprikian, O., et al., (2001): Apple favourably affects parameters of cholesterol metabolism and of anti-oxidative protection in cholesterol fed rats. *Food Chemistry* 75: 445–452.

Heo, H. J., et al., (2004): Apple Phenolics Protect in Vitro Oxidative Stress-induced Neuronal Cell Death. *Journal of Food Science* 69: S357–360.

van der Sluis, A. A., et al., (2001): Activity and concentration of polyphenolic antioxidants in apple: effect of cultivar, harvest year, and storage conditions. *Journal of Agricultural and Food Chemistry* 49: 3606–3613.

Eberhardt, M. V., et al., (2000): Antioxidant activity of fresh apples. *Nature* 405: 903–904.

Kapitel 17

Hulshof, K. F., et al., (1999): Intake of fatty acids in western Europe with emphasis on trans fatty acids: the TRANSFAIR Study. *Eur J Clin Nutr* 53: 143–157.

Steinhart, H., Fritsche, J., (1997): Contents of trans fatty acids (TFA) in german foods and estimation of daily intake. *Fett/Lipid* 99: 314–318.

European Food Safety Authority (2004): Opinion of the Scientific Panel on Dietetic Products, Nutrition and Allergies on Trans fatty acids in foods and the effect on human health of the consumption of trans fatty acids, www.efsa.eu.int

Kapitel 18

Ekmekcioglu, C., Marktl, W. (2006): *Essentielle Spurenelemente: Klinik und Ernährungsmedizin*. Springer Verlag, Wien.

Ekmekcioglu, C. (2000): Intestinal bioavailability of minerals and trace elements from milk and beverages in humans. *Nahrung* 44: 390–397.

Lopez, M. A., Martos, F. C. (2004): Iron availability: An updated review. *International Journal of Food Sciences and Nutrition* 55: 597–606.

Gillooly, M., et al., (1983): The effects of organic acids, phytates and polyphenols on the absorption of iron from vegetables. *British Journal of Nutrition* 49: 331–342.

Kapitel 19

Eskes, T. K., (2000): From anemia to spina bifida – the story of folic acid. A tribute to Professor Richard Smithells. *European Journal of Obstetrics, Gynecology, and Reproductive Biology* 90: 119–123.

Lentz, S. R., Haynes, W. G., (2004): Homocysteine: is it a clinically important cardiovascular risk factor? *Cleveland Clinic Journal of Medicine* 71: 729–734.

Rampersaud, G. C., et al., (2002): Relationship of folate to colorectal and cervical cancer: review and recommendations for practitioners. *Journal of the American Dietetic Association* 102: 1273–1282.

Seshadri, S., et al., (2002): Plasma homocysteine as a risk factor for dementia and Alzheimer's disease. *New England Journal of Medicine* 346: 476–483.

Snowdon, D. A., et al., (2000): Serum folate and the severity of atrophy of the neocortex in Alzheimer disease: findings from the Nun study. *American Journal of Clinical Nutrition* 71: 993–998.

Kapitel 20

Ekmekcioglu, C., (2004): Die Theorie der Übersäuerung: Ein evidenzbasierter Kurzbericht. *Ernährung & Medizin*: 16–20.

Barzel, U. S., Massey, L. K. (1998): Excess dietary protein can adversely affect bone. *Journal of Nutrition* 128: 1051–1053.

Remer, T., Manz, F. (1995): Potential renal acid load of foods and its influence on urine pH. *Journal of the American Dietetic Association* 95: 791–797.

Bushinsky, D. A., (2001): Acid-base imbalance and the skeleton. *European Journal of Nutrition* 40: 238–244.

Buclin, T., et al., (2001): Diet acids and alkalis influence calcium retention in bone. *Osteoporosis International* 12: 493–499.

Sebastian, A., et al., (2001): Dietary ratio of animal to vegetable protein and rate of bone loss and risk of fracture in postmenopausal women. *American Journal of Clinical Nutrition* 74: 411–412.

Tucker, K. L., et al., (1999): Potassium, magnesium, and fruit and vegetable intakes are associated with greater bone mineral density in elderly men and women. *American Journal of Clinical Nutrition* 69: 727–736.

Sebastian, A., et al., (1994): Improved mineral balance and skeletal metabolism in postmenopausal women treated with potassium bicarbonate. *New England Journal of Medicine* 330: 1776–1781.

Maurer, M., et al., (2003): Neutralization of Western diet inhibits bone resorption independently of K intake and reduces cortisol secretion in humans. *American Journal of Physiology. Renal physiology* 284: F32–40.

Kapitel 21

Perls, T., et al., (2002): The genetics of exceptional human longevity. *Journal of the American Geriatrics Society* 50: 359–368.

Nikolaus, S., Schreiber, S. (2004): [Molecular mechanisms for the control of life-expectancy]. *Deutsche Medizinische Wochenschrift* 129: 903–907.

Weinert, B. T., and Timiras, P. S. (2003): Invited review: Theories of aging. *Journal of Applied Physiology* 95: 1706–1716.

Cawthon, R. M., et al., (2003): Association between telomere length in blood and mortality in people aged 60 years or older. *Lancet* 361: 393–395.

Heilbronn, L. K., and Ravussin, E., (2003): Calorie restriction and aging: review of the literature and implications for studies in humans. *American Journal of Clinical Nutrition* 78: 361–369.

Vallejo, E. A., (1957): La dieta del hambre a dias alternos in la alimentacion de los viejos. *Revista Clinica Espanola* 63: 25–31.

Singh, P. N., et al., (2003): Does low meat consumption increase life expectancy in humans? *American Journal of Clinical Nutrition* 78: 526S–532S.

Rauma, A. L., and Mykkanen, H., (2000): Antioxidant status in vegetarians versus omnivores. *Nutrition* 16: 111–119.

Kapitel 22

Gaby, A. R., (2005): Adverse effects of dietary fructose. *Alternative Medicine Review* 10: 294–306.

Bray, G. A., et al., (2004): Consumption of high-fructose corn syrup in beverages may play a role in the epidemic of obesity. *American Journal of Clinical Nutrition* 79: 537–543.

Jürgens, H., et al., (2005): Consuming fructose-sweetened beverages increases body adiposity in mice. *Obesity Research* 13: 1146–1156.

Bantle, J. P., et al., (2000): Effects of dietary fructose on plasma lipids in healthy subjects. *American Journal of Clinical Nutrition* 72: 1128–1134.

Kapitel 23

Pollitt, E., Mathews, R., (1998): Breakfast and cognition: an integrative summary. *American Journal of Clinical Nutrition* 67: 804S–813S.

Lloyd, H. M., et al., (1996): Acute effects on mood and cognitive performance of breakfasts differing in fat and carbohydrate content. *Appetite* 27: 151–164.

Holt, S. H., et al., (1999): The effects of high-carbohydrate vs high-fat breakfasts on feelings of fullness and alertness, and subsequent food intake. *International journal of Food Sciences and Nutrition* 50: 13–28.

Benton, D., et al., (2003): The delivery rate of dietary carbohydrates affects cognitive performance in both rats and humans. *Psychopharmacology* (Berl) 166: 86–90.

Mahoney, C. R., et al., (2005): Effect of breakfast composition on cognitive processes in elementary school children. *Physiology & Behavior* 85: 635–645.

Nabb, S., Benton, D., (2006): The influence on cognition of the interaction between the macro-nutrient content of breakfast and glucose tolerance. *Physiology & Behavior* 87: 16–23.

Kapitel 24

Souci-Fachmann-Kraut (2000): *Nährwerttabellen*. CRC Press, medpharm Stuttgart.

Touyz, R. M., (2004): Magnesium in clinical medicine. *Frontiers in Bioscience* 9: 1278–1293.

Saris, N. E., et al., (2000): Magnesium. An update on physiological, clinical and analytical aspects. *Clinica Chimica Acta* 294: 1–26.

Günther, T., (1981): Biochemistry and pathobiochemistry of magnesium. *Artery* 9: 167–181.

Ising, H., et al., (1980): Health effects of traffic noise. *International Archives of Occupational and Environmental Health* 47: 179–190.

Mocci, F., et al., (2001): The effect of noise on serum and urinary magnesium and catecholamines in humans. *Occupational Medicine* 51: 56–61.

Ising, H., (1981): Interaction of noise-induced stress and Mg decrease. *Artery* 9: 205–211.

Attias, J., et al., (1994): Oral magnesium intake reduces permanent hearing loss induced by noise exposure. *American Journal of Otolaryngology* 15: 26–32.

Attias, J., et al., (2004): Reduction in noise-induced temporary threshold shift in humans following oral magnesium intake. *Clinical Otolaryngology and Allied Sciences* 29: 635–641.

Takase, B., et al., (2004): Effects of chronic sleep deprivation on autonomic activity by examining heart rate variability, plasma catecholamine, and intracellular magnesium levels. *Biomedicine & Pharmacotherapy* 58 Suppl 1: S35–39.

Tanabe, K., et al., (1998): Efficacy of oral magnesium administration on decreased exercise tolerance in a state of chronic sleep deprivation. *Japanese Circulation Journal* 62: 341–346.

Porta, S., et al., (1994): Signifikante Verbesserung in der Antwort auf physischen Stress nach Magnesiumsupplementation während eines Kuraufenthaltes. *Magnesium-Bulletin.*

Kapitel 25

Debry, G., (1994): *Coffee and Health.* John Libbey, Paris.

Ranheim, T., Halvorsen, B., (2005): Coffee consumption and human health-beneficial or detrimental? – Mechanisms for effects of coffee consumption on different risk factors for cardiovascular disease and type 2 diabetes mellitus. *Molecular Nutrition & Food Research* 49: 274–284.

Fredholm, B. B., et al., (1999): Actions of caffeine in the brain with special reference to factors that contribute to its widespread use. *Pharmacological Reviews* 51: 83–133.

Greden, J. F., (1974): Anxiety or caffeinism: a diagnostic dilemma. *American Journal of Psychiatry* 131: 1089–1092.

Stern, K. N., et al., (1989): Reinforcing and subjective effects of caffeine in normal human volunteers. *Psychopharmacology* (Berl) 98: 81–88.

Botella, P., Parra, A., (2003): Coffee increases state anxiety in males but not in females. *Human Psychopharmacology* 18: 141–143.

Brice, C. F., Smith, A. P., (2002): Effects of caffeine on mood and performance: a study of realistic consumption. *Psychopharmacology* (Berl) 164: 188–192.

Bernstein, G. A., et al., (2002): Caffeine dependence in teenagers. *Drug and Alcohol Dependence* 66: 1–6.

Zaslove, M. O., et al., (1991): Effect of caffeine intake on psychotic in-patients. *British Journal of Psychiatry* 159: 565–567.

Phillips-Bute, B. G., Lane, J. D. (1997): Caffeine withdrawal symptoms following brief caffeine deprivation. *Physiology & Behavior* 63: 35–39.

Kapitel 26

Eicke, B. M., et al., (2003): Volume flow in the common carotid artery does not decrease postprandially. *Journal of Neuroimaging* 13: 352–355.

Preti, A., (2002): Orexins (hypocretins): their role in appetite and arousal. *Current Opinion in Investigational Drugs* 3: 1199–1206.

Bazar, K. A., et al., (2004): Debunking a myth: neurohormonal and vagal modulation of sleep centers, not redistribution of blood flow, may account for postprandial somnolence. *Medical Hypotheses* 63: 778–782.

Kapitel 27

Miller, S. L., et al., (2003): Independent and combined effects of amino acids and glucose after resistance exercise. *Medicine and Science in Sports and Exercise* 35: 449–455.

Sawka, M. N., et al., (2005): Human water needs. *Nutrition Reviews* 63: S30–39.

Griffin, J. (2005): *Nutrition for Marathon Running.* The Crowood Press, Wiltshire, England.

Shirreffs, S. M. (2005): The importance of good hydration for work and exercise performance. *Nutrition Reviews* 63: S14–21.

Kapitel 28

Auger, J., et al., (1995): Decline in semen quality among fertile men in Paris during the past 20 years. *New England Journal of Medicine* 332: 281–285.

Carlsen, E., et al., (1992): Evidence for decreasing quality of semen during past 50 years. *British Medical Journal* 305: 609–613.

Wong, W. Y., et al., (2000): Male factor subfertility: possible causes and the impact of nutritional factors. *Fertility and Sterility* 73: 435–442.

Scott, R., et al., (1998): The effect of oral selenium supplementation on human sperm motility. *British Journal of Urology* 82: 76–80.

Wong, W. Y., et al., (2002): Effects of folic acid and zinc sulfate on male factor subfertility: a double-blind, randomized, placebo-controlled trial. *Fertility and Sterility* 77:491–498.

195

Kapitel 29

Hollingworth, H. L., (1939): The Psycho-Dynamics of Chewing. *Archives of Psychology* 239.

Wilkinson, L., et al., (2002): Chewing gum selectively improves aspects of memory in healthy volunteers. *Appetite* 38: 235–236.

Baker, J. R., et al., (2004): Chewing gum can produce context-dependent effects upon memory. *Appetite* 43: 207–210.

Kapitel 30

Warm, J. S., et al., (1991): Effects of olfactory stimulation on performance and stress in a visual sustained attention task. *Journal of the Society of Cosmetic Chemists* 42: 199–210.

Raudenbush, B., (2004): The effects of peppermint odot: A review of the literature and most recent findings. *Aromachology* 12.

Raudenbush, B., et al., (2001): Enhancing athletic performance through the administration of peppermint odor. *Journal of Sport & Exercise Psychology* 23: 156–160.

Barker, S., et al., (2003): Improved performance on clerical tasks associated with administration of peppermint odor. *Perceptual and Motor Skills* 97: 1007–1010.

Kapitel 31

Podingbauer, A., Ekmekcioglu, C., (2005): Die Regulation der Nahrungsaufnahme: Physiologische Mechanismen und Klinische Relevanz. *Journal für Ernährungsmedizin* 7: 22–29.

Cecil, J. E., et al., (1998): Effects of intragastric infusions of fat and carbohydrate on appetite ratings and food intake from a test meal. *Appetite* 30: 65–77.

Warwick, Z. S.,, et al., (1993): Taste and smell sensations enhance the satiating effect of both a high-carbohydrate and a high-fat meal in humans. *Physiology & Bahavior* 53: 553–563.

Raynor, H. A., Epstein, L. H., (2000): Effects of sensory stimulation and post-ingestive consequences on satiation. *Physiology & Bahavior* 70: 465–470.

Kapitel 32

Dietz, W. H. Jr., Gortmaker, S. L., (1985): Do we fatten our children at the television set? Obesity and television viewing in children and adolescents. *Pediatrics* 75: 807–812.

Robinson, T. N., (1999): Reducing children's television viewing to prevent obesity: a randomized controlled trial. *JAMA: The Journal of the American Medical Association* 282: 1561–1567.

Matheson, D. M., et al., (2004): Children's food consumption during television viewing. *American Journal of Clinical Nutrition* 79: 1088–1094.

Jakes, R. W., et al., (2003): Television viewing and low participation in vigorous recreation are independently associated with obesity and markers of cardiovascular disease risk: EPIC-Norfolk population-based study. *European Journal of Clinical Nutrition* 57: 1089–1096.

Coon, K. A., et al., (2001): Relationships between use of television during meals and children's food consumption patterns. *Pediatrlcs* 107: E7.

Lobstein, T., Dibb, S., (2005): Evidence of a possible link between obesogenic food advertising and child overweight. *Obesity Reviews* 6: 203–208.

Kapitel 33

Poston II, W. S., Foreyt, J. P. (1999): Obesity is an environmental issue. *Atherosclerosis* 146: 201–209.

Prentice, A. M., and Jebb, S. A. (2003): Fast foods, energy density and obesity: a possible mechanistic link. *Obesity Reviews* 4: 187–194.

Maddock, J., (2004): The relationship between obesity and the prevalence of fast food restaurants: state-level analysis. *American Journal of Health Promotion* 19: 137–143.

Kapitel 34

Hildebrandt, G., et al., (1998): *Chronobiologie und Chronomedizin.* Hippokrates Verlag, Stuttgart

Sensi, S., Capani, F., (1987): Chronobiological aspects of weight loss in obesity: effects of different meal timing regimens. *Chronobiology International* 4: 251–261.

Keim, N. L., et al., (1997): Weight loss is greater with consumption of large morning meals and fat-free mass is preserved with large evening meals in women on a controlled weight reduction regimen. *Journal of Nutrition* 127: 75–82.

de Castro, J. M., (2004): The time of day of food intake influences overall intake in humans. *Journal of Nutrition* 134: 104–111.

Farshchi, H. R., et al., (2005): Beneficial metabolic effects of regular meal frequency on dietary thermogenesis, insulin sensitivity, and fasting lipid profiles in healthy obese women. *Americal Journal of Clinical Nutrition* 81: 16–24.

Kapitel 35

Jenkins, D. J., et al., (1981): Glycemic index of foods: a physiological basis for carbohydrate exchange. *Americal Journal of Clinical Nutrition* 34: 362–366.

Brand-Miller, J., et al., (2003): *The New Glucose Revolution.* Marlowe & Company, New York.

Opperman, A. M., et al., (2004): Meta-analysis of the health effects of using the glycaemic index in meal-planning. *British Journal of Nutrition* 92: 367–381.

Warren, J. M., et al., (2003): Low glycemic index breakfasts and reduced food intake in preadolescent children. *Pediatrics* 112: e414.

Roberts, S. B., (2003): Glycemic index and satiety. *Nutrition in Clinical Care* 6: 20–26.

Ludwig, D. S., et al., (1999): High glycemic index foods, overeating, and obesity. *Pediatrics* 103: E26.

Kapitel 36

Painter, J. E., et al., (2002) How visibility and convenience influence candy consumption. *Appetite* 38: 237–238.

Kapitel 37

Pudel, V., und Westenhöfer, J., (2003): *Ernährungspsychologie.* Hogrefe Verlag, Göttingen.

Kapitel 38

Pittler, M. H., Ernst, E., (2004): Dietary supplements for body-weight reduction: a systematic review. *American Journal of Clinical Nutrition* 79: 529–536.

Saper, R. B., et al., (2004) Common dietary supplements for weight loss. *American Family Physician* 70: 1731–1738.

Lenz, T. L., Hamilton, W. R., (2004): Supplemental products used for weight loss. *Journal of the American Pharmacists Association* 44: 59–67.

Ni Mhurchu, C., et al., (2005): Chitosan for overweight or obesity. *Cochrane Database of Systematic Reviews:* CD003892.

Pittler, M. H., et al., (2003): Chromium picolinate for reducing body weight: meta-analysis of randomized trials. *International Journal of Obesity and Related Metabolic Disorders* 27: 522–529.

Hepburn, D. D., et al., (2003): Nutritional supplement chromium picolinate causes sterility and lethal mutations in Drosophila melanogaster. *Proceedings of the National Academy of Sciences of the United States of America* 100: 3766–3771.

Vincent, J. B., (2003): The potential value and toxicity of chromium picolinate as a nutritional supplement, weight loss agent and muscle development agent. *Sports Medicine* 33: 213–230.

Shekelle, P. G., et al., (2003): Efficacy and safety of ephedra and ephedrine for weight loss and athletic performance: a meta-analysis. *JAMA: The Journal of the American Medical Association* 289: 1537–1545.

Bent, S., et al., (2004): Safety and efficacy of citrus aurantium for weight loss. *American Journal of Cardiology* 94: 1359–1361.

Terpstra, A. H., (2004): Effect of conjugated linoleic acid on body composition and plasma lipids in humans: an overview of the literature. *American Journal of Clinical Nutrition* 79: 352–361.

Blankson, H., et al., (2000): Conjugated linoleic acid reduces body fat mass in overweight and obese humans. *Journal of Nutrition* 130: 2943–2948.

Gaullier, J. M., et al., (2005): Supplementation with conjugated linoleic acid for 24 months is well tolerated by and reduces body fat mass in healthy, overweight humans. *Journal of Nutrition* 135: 778–784.

Riserus, U., et al., (2004): Effects of cis-9,trans-11 conjugated linoleic acid supplementation on insulin sensitivity, lipid peroxidation, and proinflammatory markers in obese men. *American Journal of Clinical Nutrition* 80: 279–283.

Taylor, J. S., et al., (2006): Conjugated Linoleic Acid Impairs Endothelial Function. *Arteriosclerosis, Thrombosis, and Vascular Biology*, 17:1640–1647.

Riserus, U., et al., (2002): Treatment with dietary trans10cis12 conjugated linoleic acid causes isomer-specific insulin resistance in obese men with the metabolic syndrome. *Diabetes Care* 25: 1516–1521.

Wutzke, K. D., Lorenz, H., (2004): The effect of l-carnitine on fat oxidation, protein turnover, and body composition in slightly overweight subjects. *Metabolism* 53: 1002–1006.

Kapitel 39

DGE, et al., (D-A-CH 2000): *Referenzwerte für die Nährstoffzufuhr*. Umschau Braus Verlag, Frankfurt am Main.

Marshall, I., (2000): Zinc for the common cold. *Cochrane Database of Systematic Reviews*: CD001364.

Jackson, J. L., et al., (2000): Zinc and the common cold: a meta-analysis revisited. *Journal of Nutrition* 130: 1512S–1515S.

Girodon, F., et al., (1997): Effect of micronutrient supplementation on infection in institutionalized elderly subjects: a controlled trial. *Annals of Nutrition & Metabolism* 41: 98–107.

Ekmekcioglu, C., (2001): The role of trace elements for the health of elderly individuals. *Nahrung* 45: 309–316.

Chandra, R. K. (1984): Excessive intake of zinc impairs immune responses. *JAMA: The Journal of the American Medical Association* 252: 1443–1446.

Houston, S., et al., (2001): Adverse effects of large-dose zinc supplementation in an institutionalized older population with pressure ulcers. *Journal of the American Geriatrics Society* 49: 1130–1132.

Kapitel 40

Bemben, M. G., Lamont, H. S., (2005): Creatine supplementation and exercise performance: recent findings. *Sports Medicine* 35: 107–125.

Rae, C., et al., (2003): Oral creatine monohydrate supplementation improves brain performance: a double-blind, placebo-controlled, cross-over trial. *Proceedings. Biological Sciences* 270: 2147–2150.

Brass, E. P., (2000): Supplemental carnitine and exercise. *American Journal of Clinical Nutrition* 72: 618S–623S.

Costill, D. L., et al., (1978): Effects of caffeine ingestion on metabolism and exercise performance. *Medicine and Science in Sports* 10: 155–158.

Antonio, J., Stout, J. R., (2002): *Supplements for Endurance Athletes*. Human Kinetics Publishers, New York.

Blomstrand, E., et al., (1991): Administration of branched-chain amino acids during sustained exercise-effects on performance and on plasma concentration of some amino acids. *European Journal of Applied Physiology and Occupational Physiology* 63: 83–88.

Palisin, T., Stacy, J. J., (2005): Beta-hydroxy-beta-Methylbutyrate and its use in athletics. *Current Sports Medicine Reports* 4: 220–223.

Shults, C. W., et al., (2002): Effects of coenzyme Q10 in early Parkinson disease: evidence of slowing of the functional decline. *Archives of Neurology* 59: 1541–1550.

Kapitel 41

Carroll, M. F., Schade, D. S., (2003): Timing of antioxidant vitamin ingestion alters postprandial proatherogenic serum markers. *Circulation* 108: 24–31.

Kapitel 42

Birks, J., et al., (2002): Ginkgo biloba for cognitive impairment and dementia. *Cochrane Database of Systematic Reviews*: CD003120.

Solomon, P. R., et al., (2002): Ginkgo for memory enhancement: a randomized controlled trial. *JAMA: The Journal of the American Medical Association* 288: 835–840.

Nathan, P. J., et al., (2004): Effects of a combined extract of Ginkgo biloba and Bacopa monniera on cognitive function in healthy humans. *Human Psychopharmacology* 19: 91–96.

Horsch, S., Walther, C., (2004): Ginkgo biloba special extract EGb 761 in the treatment of peripheral arterial occlusive disease (PAOD) – a review based on randomized, controlled studies. *International Journal of Clinical Pharmacology and Therapeutics* 42: 63–72.

Zeisel, S. H. (2000): Choline: needed for normal development of memory. *Journal of the American College of Nutrition* 19: 528S–531S.

McDaniel, M. A., et al. (2003): „Brain-specific" nutrients: a memory cure? *Nutrition* 19: 957–975.

Kapitel 43

Hallett, R.,, et al., (2002): Food allergies and kissing. *New England Journal of Medicine* 346: 1833–1834.

Eriksson, N. E., et al., (2003): The hazards of kissing when you are food allergic. A survey on the occurrence of kiss-induced allergic reactions among 1139 patients with self-reported food hypersensitivity. *Journal of Investigational Allergology & Clinical Immunology* 13: 149–154.

Wüthrich, B., et al., (2001): Kiss-induced allergy to peanut. *Allergy* 56: 913.

Wüthrich, B., (1997): Oral allergy syndrome to apple after a lover's kiss. *Allergy* 52: 235–236.

Kapitel 44

Stewart, R., Liolitsa, D., (1999): Type 2 diabetes mellitus, cognitive impairment and dementia. *Diabetic Medicine* 16: 93–112.

Messier, C., et al., (1999): Effect of glucose, glucose regulation, and word imagery value on human memory. *Behavioral Neuroscience* 113: 431–438.

Greenwood, C. E., et al., (2003): Carbohydrate-induced memory impairment in adults with type 2 diabetes. *Diabetes Care* 26: 1961–1966.

Kapitel 45

Barr, R. G., et al., (1994): Effects of intra-oral sucrose on crying, mouthing and hand-mouth contact in newborn and six-week-old infants. *Developmental Medicine and Child Neurology* 36: 608–618.

Miller, A., et al., (1994): The cold pressor test in children: methodological aspects and the analgesic effect of intraoral sucrose. *Pain* 56: 175–183.

Stevens, B., et al. (2004): Sucrose for analgesia in newborn infants undergoing painful procedures. *Cochrane Database of Systematic Reviews*. CD001069.

Reboucas, E. C., et al., (2005): Effect of the blockade of mu1-opioid and 5HT2A-serotonergic/alpha1-noradrenergic receptors on sweet-substance-induced analgesia. *Psychopharmacology* 179: 349–355.

Zmarzty, S. A., et al., (1997): The influence of food on pain perception in healthy human volunteers. *Physiology & Behavior* 62: 185–191.

Zmarzty, S. A., Read, N. W., (1999): An examination of the effects of isoenergetic intragastric infusions of pure macronutrients on cold pain perception in healthy human volunteers. *Physiology & Behavior* 65:643–648.

Kapitel 46

Martins, Y., et al., (2004): The effects of meal size and body size on individuals' impressions of males and females. *Eating Behaviors* 5: 117–132.

Mori, D., et al., (1987): „Eating lightly" and the self-presentation of femininity. *Journal of Personality and Social Psychology* 53: 693–702.

Mooney, K. M., et al., (1994): Perceptions of women related to food choice. *Sex Roles* 31: 433–442.

Bock, B. C., Kanarek, R. B. (1995) Women and men are what they eat: The effects of gender and reported meal size on perceived characteristics. *Sex Roles* 33: 109–119.

Kapitel 47

Löffler, G., Petrides, P. E., (2003): *Biochemie und Pathobiochemie.* Springer Verlag, Berlin, Heidelberg, New York.

Tyndale, R. F., (2003): Genetics of alcohol and tobacco use in humans. *Annals of Medicine* 35: 94–121.

Kampov-Polevoy, A. B., et al., (1999): Association between preference for sweets and excessive alcohol intake: a review of animal and human studies. *Alcohol and Alcoholism* 34: 386–395.

Kampov-Polevoy, A., et al., (1997): Evidence of preference for a high-concentration sucrose solution in alcoholic men. *American Journal of Psychiatry* 154: 269–270.

Kampov-Polevoy, A. B., et al., (2003): Family history of alcoholism and response to sweets. *Alcoholism, Clinical and Experimental Research* 27: 1743–1749.

Kluthe, R., et al., (2004) Das Rationalisierungsschema 2004 des Bundesverbandes Deutscher Ernährungsmediziner (BDEM) e. V., der Deutschen Adipositas Gesellschaft e. V., der Deutschen Akademie für Ernährungsmedizin (DAEM) e. V., der Deutschen Gesellschaft für Ernährung (DGE) e. V., der Deutschen Gesellschaft für Ernährungsmedizin (DGEM) e. V., des Verbandes der Diätassistenten – Deutscher Bundesverband (VDD) e. V. und des Verbandes der Diplom-Oecotrophologen (VDOE) e. V. *Aktuelle Ernährungsmedizin* 29: 245–253.

Kapitel 48

Weststrate, J. A., et al., (1990): The effect of psychological stress on diet-induced thermogenesis and resting metabolic rate. *European Journal of Clinical Nutrition* 44: 269–275.

Kapitel 49

Cavigelli, S. A., McClintock, M. K., (2003): Fear of novelty in infant rats predicts adult corticosterone dynamics and an early death. *Proceedings of the National Academy of Sciences of the United States of America* 100: 16131–16136.

Tuorila, H., et al., (1994): Role of sensory and cognitive information in the enhancement of certainty and liking for novel and familiar foods. *Appetite* 23: 231–246.

Raudenbush, B., et al., (1998): Food neophobia, odor evaluation and exploratory sniffing behavior. *Appetite* 31: 171–183.

Raudenbush, B., Frank, R. A., (1999): Assessing food neophobia: the role of stimulus familiarity. *Appetite* 32: 261–271.

Marcontell, D. K., et al., (2004): Cognitive-behavioral treatment of food neophobia in adults. *Journal of Anxiety Disorders*.17:243–251.

Kapitel 50

Hirota, N., et al., (2002): Effect of postprandial posture on digestion and absorption of dietary carbohydrate. *Journal of Physiological Anthropology and Applied Human Science* 21: 45–50.

Moukarzel, A. A., Sabri, M. T., (2000): Effect of gastric myoelectric activity on carbohydrate absorption of fruit juice in children. *Journal of Clinical Gastroenterology* 30: 162–169.

Udo Pollmer

Eßt endlich normal!

Das Anti-Diät-Buch. 304 Seiten.
Serie Piper

Die Diskussion um Deutschlands dicke Kinder und all die Pfunde, die wir alle angeblich zuviel auf den Rippen haben, trägt hysterische Züge. Der renommierte Ernährungsexperte Udo Pollmer zeigt, daß unser Schlankheitswahn in Wirklichkeit krank macht, und beweist, daß die Epidemie der Dicken nicht existiert. Essen und Gewicht hängen weniger stark zusammen, als wir glauben. Es gibt keine Diät und keine Sportart, mit der wir dauerhaft abnehmen würden, ganz im Gegenteil: Unser Schlankheitswahn macht krank.

»In seinem Buch räumt Pollmer mit zahlreichen Vorurteilen auf und widerlegt detailliert die Panikmache der Schlankheitspropheten. Ihr Körper weiß viel besser als alle Gesundheitsapostel, was für Sie gut ist.«
Deutschlandradio

Udo Pollmer, Gunter Frank, Susanne Warmuth

Lexikon der Fitneß-Irrtümer

Mißverständnisse, Fehlinterpretationen und Halbwahrheiten von Aerobic bis Zerrung. 432 Seiten.
Serie Piper

Fit, jung und dynamisch bis ins hohe Alter mit Power-Walking, Hormonkuren und gesunder Ernährung? Vieles von dem, was Sport-Gurus und Fernsehmagazine über den Segen der Fitneß behaupten, gehört ins Reich der Irrtümer und Halbwahrheiten. Die Autoren konfrontieren die Legenden um Sport, Körperkult und Gesundheitswahn mit der Realität und warnen vor Bewegungsterror und Wellness-Hysterie. Ein wohltuendes Plädoyer für einen pfleglichen Umgang mit dem eigenen Körper, das immun macht gegen die vollmundigen und meist kostspieligen Versprechen der Gesundheitsindustrie.

SERIE PIPER

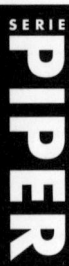

SERIE PIPER

Hademar Bankhofer

50 einfache Dinge, die Sie über Ihre Gesundheit wissen sollten

208 Seiten. Serie Piper

Oft sind die einfachen Dinge die effektivsten, wenn es darum geht, gesund und fit zu sein. Gerade sie helfen uns, länger zu leben sowie geistig und körperlich in Hochform zu bleiben. Egal, ob es um Stressabbau, die heilenden Kräfte von Wärme oder das natürliche Absenken eines zu hohen Cholesterinspiegels geht: Gesundheitsprofessor Hademar Bankhofer fasst in 50 Tipps den aktuellen Stand der Wissenschaft zusammen und zeigt, wie leicht es sein kann, etwas für die eigene Gesundheit zu tun. Alle Tipps lassen sich problemlos und ohne große Veränderungen im Alltag umsetzen.

Jürgen Brater

Bier auf Wein, das lass sein!

Kleines Lexikon der unsinnigen Regeln und Ermahnungen.
160 Seiten. Serie Piper

»Schwimmen nach dem Essen ist gefährlich«, »Von warmem Brot bekommt man Bauchweh« oder »Frühstückseier köpft man nicht« – viele solche Sprüche werden von Generation zu Generation weitergegeben. Doch wie verhält es sich mit ihrem Wahrheitsgehalt? Jürgen Brater hat die vermeintlichen Volksweisheiten untersucht und festgestellt: Die meisten sind nichts als Ammenmärchen – weshalb wir uns künftig nicht mehr schlaflos im Bett wälzen müssen, weil der Schlaf vor Mitternacht angeblich der gesündeste ist ...

»Munter malträtiert Jürgen Brater alte Lebensregeln mit den Gesetzen der Physik, mit chemischen Reaktionen und medizinischen Studien – ohne dabei in wissenschaftliches Kauderwelsch zu verfallen.«
Tages-Anzeiger, Zürich

05/2178/01/L   05/2056/01/R

François Lelord / Christophe André

Die Macht der Emotionen

und wie sie unseren Alltag bestimmen. Aus dem Französischen von Ralf Pannowitsch. 400 Seiten. Serie Piper

Sind Sie eifersüchtiger, als Ihnen lieb ist? Schämen Sie sich für Ihre Wutausbrüche? Oder wären Sie Ihrem Chef gegenüber manchmal gern etwas mutiger? Das erfahrene, seit Jahren erfolgreich praktizierende Psychologenduo Lelord und André erklärt die biologischen und sozialen Wurzeln unserer Emotionen, untersucht Konflikte bei einem Zuviel oder Zuwenig an Gefühlen und gibt dem Leser grundlegende Ratschläge zum Umgang mit Zorn, Neid, Glück, Traurigkeit, Scham, Eifersucht, Angst und Liebe.

Vom Autor der Bestseller »Hectors Reise oder die Suche nach dem Glück«, »Hector und die Geheimnisse der Liebe« und »Hector und die Entdeckung der Zeit«.

Renate Daimler

Lust auf 50

Frauen am Wendepunkt. 271 Seiten. Serie Piper

Lust auf 50 oder Frust mit 50? In ihrem Buch schildert Renate Daimler ihre Erfahrungen und die vieler anderer Frauen mit dem Älterwerden. Sie erzählt von witzigen und traurigen Begebenheiten und beschreibt verschiedene Etappen von der Verleugnung des Älterwerdens bis zur Lust auf 50. Denn genau dann werden Frauen von der Gesellschaft zum Auslaufmodell erklärt, weil sie den wichtigsten Kriterien des Frauenideals nicht mehr entsprechen: jung, fruchtbar und schön. Renate Daimlers Fazit: Die Wechseljahre sind keine Krankheit! Sie schildert Frauen, die zu ihren Schwächen und Widersprüchen stehen und lernen, die neu gewonnene innere Ruhe, die Neugier auf den Rest des Lebens, die Lust an der eigenen Kreativität zu genießen. Ein Buch, das Mut macht.

SERIE PIPER

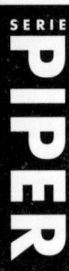

SERIE PIPER

Uwe Böschemeyer

Das Leben meint uns

111 Ermutigungen für Paare.
166 Seiten. Serie Piper

Der Streit ums Geld, ein kleiner Konflikt beim Autofahren, der vergessene Geburtstag, die unfreundliche Bemerkung am Morgen – oft beginnt damit die Krise in einer Beziehung. Doch, so der erfahrene Psychotherapeut Uwe Böschemeyer, fast jede Krise ist auch eine Chance. Wenn Paare nach den Zielen eines gemeinsamen Lebens fragen, ist ein Neubeginn möglich. In nachdenklichen Texten, Fallgeschichten und kleinen, sofort einleuchtenden Alltagsszenen zeigt der Autor die Probleme und Ziele einer Beziehung. 111 Ermutigungen für Paare.

»Auf der nach oben offenen Qualitätsskala der Beratungsbücher belegt das Buch einen Spitzenplatz.«
www.wissen.de

Kurt Langbein, Bert Ehgartner

Das Medizinkartell

Die sieben Todsünden der Gesundheitsindustrie. 390 Seiten.
Serie Piper

Tagtäglich gibt es neue Schreckensmeldungen aus dem Gesundheitssystem. Die Pharmaindustrie sitzt auf der Anklagebank. Die Kunst der Ärzte versagt, jede vierte ärztliche Diagnose liegt nachweisbar daneben. Kranke Menschen sind nur noch Patientengut in einem symptomfixierten und profitorientierten System. Krebsbefunde werden gefälscht – mit schrecklichen Folgen für die Betroffenen. Und all dies bleibt lange unentdeckt, weil eine Qualitätskontrolle fehlt. Kurt Langbein und Bert Ehgartner haben in ihrer Innenansicht des Medizinkartells die »Menschenfalle Medizin« zum Thema gemacht. Ihre harte Diagnose hinterläßt am Bild der selbstlosen Heiler und der gesamten Gesundheitsindustrie erhebliche Kratzer, zeigt aber auch Chancen für Veränderungen auf.

Über Geschmack lässt sich nicht streiten

Markus Haxter erklärt in diesem Buch die einfachen Wahrheiten wirklich guten Essens. Es geht ihm dabei nicht um Rezepte oder Kochtricks – bei ihm steht ganz klar der Geschmack der Lebensmittel im Vordergrund. Vom Schweinebraten über Wurzelgemüse und Kräuter bis hin zur Basiszutat Butter: Was macht die Qualität dieser Lebensmittel aus und in welchen Variationen sind sie einsetzbar? Wir haben verlernt, unsere Lebensmittel zu schmecken und schätzen zu lernen. Haxter zeigt anhand 50 einfacher Dinge, was gutes Essen wirklich ausmacht und wie wir das erkennen können – denn auch guter Geschmack will gelernt sein!

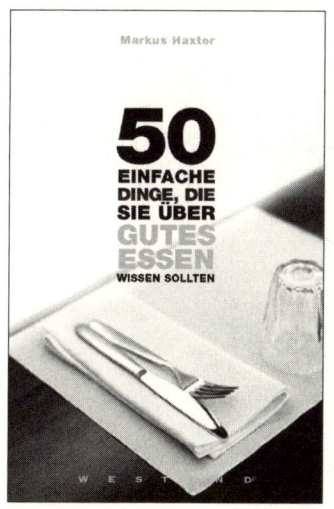

Mit einem Vorwort von Drei-Sterne-Koch Dieter Müller

Markus Haxter:
50 einfache Dinge, die Sie über gutes Essen wissen sollten
Westend Verlag, 2006
224 Seiten,
16,90 Euro/31,00 sFr
ISBN 3-938060-03-4
www.westendverlag.de